1,50 €

HEYNE
BÜCHER

D1735586

Gesund leben mit
Maria Treben

Streß im Alltag
Vorbeugen · erkennen · heilen

Originalausgabe

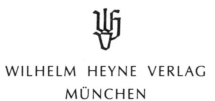

WILHELM HEYNE VERLAG
MÜNCHEN

HEYNE RATGEBER
08 / 9247

Copyright © 1989 by Wilhelm Heyne Verlag GmbH & Co. KG, München,
und by Maria Treben, Elisabeth Treben, Kurt Treben, Werner Treben
Printed in Germany 1990
Umschlaggestaltung: Atelier Ingrid Schütz, München
Umschlag- und Innenillustrationen: Marlene Gemke
Satz: Kort Satz GmbH, München
Druck und Bindung: RMO, München

ISBN 3-453-03867-3

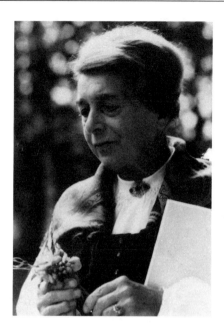

»Der gesunde Schlaf ist für den Menschen so notwendig wie das Atmen. Im Schlaf muß sich unser Körper erholen und Kräfte für den nächsten Tag sammeln. Der Schlaf vor Mitternacht ist der wertvollste. Wenn man früh zu Bett geht, benötigt man weniger Stunden Schlaf und das frühe Aufstehen fällt einem leicht.«

Maria Treben

Inhalt

Vorwort

Maria Treben konnte auf ein erfülltes, von Schicksalsschlägen nicht verschontes, aber dennoch glückliches Leben zurückblicken, als vor rund zehn Jahren ihr erstes Buch erschien. Sie war sehr skeptisch, ob sich jemand für ihre Ratschläge und Erfahrungen mit Heilkräutern interessieren würde, »denn die Buchhandlungen waren doch damals schon vollgestopft mit den schönsten Kräuterbüchern, die man sich nur wünschen kann«. Doch es kam anders. Ihr Buch ›Gesundheit aus der Apotheke Gottes‹ fand reißenden Absatz und eroberte in kürzester Zeit die Spitzenpositionen in den Buch-Hitlisten. Eine bedeutende deutsche Tageszeitung erklärte Maria Trebens Erstlingswerk gar zum Bestseller dieses Jahrhunderts. Bis heute wurden mehr als vier Millionen Exemplare ihres Buches verkauft, das in sieben Fremdsprachen übersetzt wurde und die Autorin zu einer weltweit anerkannten Heilkräuterexpertin machte. Der Preis für diesen Erfolg war und ist hoch. Den geruhsamen Lebensabend mußte Maria Treben gegen ein gehetztes Leben nach dem Terminkalender aufgeben. Eine Belastung, der sie nur dank ihrer Vitalität und ihrer gesunden Lebensweise gewachsen ist. Dieses Opfer hat sie selbstlos auf sich genommen, um den Menschen ein Wissen näherzubringen, das in Vergessenheit zu geraten drohte. Maria Treben ist eine tiefgläubige Frau und eine überzeugte und überzeugende Christin. Sie hat es sich zur Lebensaufgabe gemacht, ihr Wissen von der Gnade und Allmacht des Schöpfers, »der die Heilkräuter zu unser aller Wohl seit Menschengedenken wachsen läßt«, populär zu machen. Eine Berufung, die spät kam.

Maria Treben wurde in der Hopfenstadt Saaz im ehemaligen Sudetengau geboren. Der Vater war Buchdruckereibesitzer und Verleger, die Mutter Hausfrau. Mit zehn Jahren verlor sie den Vater durch einen Verkehrsunfall. Zwei Jahre später zog sie mit ihrer Mutter und den zwei jüngeren Schwestern nach Prag. Nach dem Abschluß des Lyzeums trat sie mit 18 Jahren als Praktikantin in die Redaktion des ›Prager Tagblatt‹ ein. Nach 14 Berufsjahren, nebenbei arbeitete sie als Sekretärin für den bekannten Schriftsteller Max Brod, heiratete sie den Ingenieur der Oberösterreichischen Kraftwerke AG, Ernst Treben, und war von da an nur Hausfrau.

Das junge Paar wechselte nach Kaplitz im Böhmerwald, der einzige Sohn Kurt kam zur Welt, und nach Kriegsende, 1946, wurden die Trebens ausgesiedelt. Nach einer einjährigen Irrfahrt durch mehrere deutsche Lager ließ sich die Familie in Österreich nieder und lebt seit 1954 in der oberösterreichischen Kleinstadt Grieskirchen. Die drei Enkelkinder kamen zur Welt, die Familie baute ein Haus, Harmonie und Zufriedenheit bescherten ein glückliches Familienleben.

Maria Treben war von Jugend an mit der Natur und ihren Pflanzen vertraut, aber erst die Bekanntschaft mit dem Biologen Richard Willfort öffnete ihr die Augen für die Wirksamkeit der ihr bekannten Pflanzen. Maria Treben beschäftigte sich intensiv mit den Heilkräften der Kräuter, sammelte Wissen und Er-

fahrungen bei älteren Menschen aus der Landbevöl-
kerung. 1971 hielt sie ihren ersten Vortrag im kleinen Kreis. Die Zahl der Zuhörer wuchs ständig an.
Bis 1977 reiste sie kreuz und quer durch Österreich,
hielt Vorträge vor immer größerem Publikum. 1977
kam die erste Einladung aus der Bundesrepublik. Die
einfache Hausfrau schlug immer mehr Menschen in
ihren Bann. Die Vortragssäle konnten nicht groß
genug sein. Zwei-, dreitausend Menschen besuch-
ten bereits ihre Veranstaltungen, als ein Verleger
sie überredete, ihre Vortragsmanuskripte zu einem
Buch zusammenzufassen. Das Resultat ist bekannt,
der Weltbestseller ›Gesundheit aus der Apotheke
Gottes‹.

In dem Buch, das Sie nun in Händen halten, ist
alles Wissen von Maria Treben über Krankheiten von
Seele und Körper vereint.

Vorbeugen ist besser als heilen

Diese Grundregel kennen alle und befolgen nur wenige. Viele Menschen erwarten von ihrem Körper, daß er zu funktionieren hat, daß man ihn unbegrenzt belasten kann und seine selbstheilenden Kräfte unerschöpflich sind. Wer sich dieser Selbsttäuschung hingibt, lebt gefährlich. Denn unser Körper braucht Pflege, Fürsorge, ausreichendes Training und Ruhepausen zur Erholung. Man kann nicht ungestraft Raubbau mit seiner Gesundheit treiben. Es ist natürlich nicht einfach, die Wirkung einer vernünftigen Vorsorge zu beweisen. Wenn jemand vom obligaten Frühjahrsschnupfen verschont geblieben ist, wird man sagen, na, hat er Glück gehabt. Auf die Idee, daß sich der Glückliche durch entsprechende Abhärtung seines Körpers vor der Ansteckung geschützt hat, kommen nur wenige. Ich kann mir auch vorstellen, daß viele Menschen sagen, wozu soll ich eine Mistelkur machen, mein Kreislauf ist doch in Ordnung?

Nun, mehr als Empfehlungen für eine sinnvolle Vorbeugung kann ich nicht geben. Jeder muß für sich selbst entscheiden, was ihm seine Gesundheit wert ist. Unser Herrgott jedenfalls hat alle Vorsorge für Gesundheit und Wohlbefinden geschaffen; was er von uns verlangt, ist das bißchen Arbeit, seine Gaben auch zu nutzen.

Körperabhärtung

Nichts ist wichtiger für das allgemeine Wohlbefinden und gesünder als ›Bäder‹ in Licht, Luft und Wasser. Auf diese Weise härtet man vor allem seinen Körper ab und macht ihn weniger anfällig für Erkrankungen. Eine besondere Bedeutung kommt dabei dem kalten Wasser zu, das Herz- und Kreislauftätigkeit anregt und die Durchblutung der Haut verbessert. Einige Regeln sollte man dabei beachten.

■ Der Körper muß warm sein, bevor man kaltes Wasser anwendet. Am besten ist es, wenn man aus dem warmen Bett schlüpft, bevor kaltes Wasser eingesetzt wird. Abends sollte man sich durch einen Spaziergang oder eine geeignete Gymnastik warm machen.

■ Das Badezimmer sollte wohltemperiert sein. Das Fenster bleibt geschlossen, damit keine Zugluft entsteht.

■ Nach dem Einsatz von kaltem Wasser muß sich der Körper wieder schnell erwärmen können. Ideal ist es, wenn man einfach für einige Zeit ins angewärmte Bett steigt.

Auch bei den Abhärtungsmaßnahmen darf man nicht übertreiben, da sich sonst der Körper zu sehr an diese Reize gewöhnt und nicht mehr entsprechend reagiert. Also nicht alle Möglichkeiten ständig nutzen, sondern je nach Gegebenheit abwechseln.

Kalte Waschungen

Morgens damit begonnen, abends vor dem Schlafengehen nochmals durchgeführt, bedeuten kalte Waschungen eine Abhärtung des Körpers. Gegen Verkühlung, Wetterfühligkeit und Grippe-Erkrankungen ist man dann besser gefeit als jene, die es aus einer Verweichlichung heraus unterlassen. Es muß unbedingt ein Waschlappen benutzt werden, mit dem man mit der Waschung unten beim rechten Fuß beginnt. Dann die Beine – immer rechts vor links –, Bauch, beide Arme, den Rücken und vor allem die Herzgegend waschen. Die Waschung soll rasch vor sich gehen, die Herzgegend kann man zwei- bis dreimal kreisförmig erfassen. Das Abreiben mit einem trockenen Frotteetuch bringt die herrliche Wärme, die den ganzen Körper durchflutet. Auf diese Art gibt es stets warme Hände und Füße und ein ausgewogenes Gleichgewicht. Die Waschung am Abend bringt vor allem guten Schlaf.

Haut-Bürsten

Mit einer Bürste aus Naturborsten bestreicht man morgens die trockene Haut. Man beginnt auf der rechten Seite und bürstet stets zum Herzen. Von den Füßen hoch zur Schulter. Nicht mit zu viel Druck, die Haut soll sich nur röten. Anschließend die linke Seite. Für Brust und Rücken steckt man einen Stiel auf die Bürste. Man bürstet immer von der Mitte nach beiden Seiten. Den Bauch bestreicht man kreisförmig von unten rechts im Uhrzeigersinn. Anschließend duschen, um die trockenen Hautschuppen gänzlich abzuspülen.

Tau-Laufen

Wer einen Garten mit Grasfläche sein eigen nennt, sollte im Mai die Gelegenheit nutzen, morgens im taufrischen Gras barfuß einige Runden zu drehen.

Der Monat Mai ist wohl die geeignetste Zeit dazu. Die Sonne wärmt bereits den Boden, aber zugleich sind die inneren Bewegungen des Erdreichs noch in reichlichem Maße vorhanden.

Dieses Barfußlaufen regt nicht nur die Blutzirkulation an, sondern hebt die Gesundheit in reichem Maße: den Körper in gerader Haltung durchgestreckt, tief durchatmen, dabei zehn Minuten durch das taufrische Gras laufen. In die Wohnung zurückgekehrt, werden die feuchten Füße warm abgespült und Socken angezogen.

Das Laufen durch das taunasse Gras bewirkt eine gute Blutzirkulation, die Folge davon sind niemals kalte Füße. Auf der anderen Seite bringt man für den Tag ein gutes Stück Ausgeglichenheit mit. Man genießt bei morgendlichem Vogelgezwitscher die göttlichen ersten Sonnenstrahlen des Tages und fühlt sich durch die Weite des Himmels belebt.

Schnee-Treten

Am Morgen steht man auf, zieht sich warm an und läuft barfuß durch den frisch gefallenen Schnee. Das ist aber wirklich nur etwas für ganz Abgehärtete, die sich schon im Sommer an das Tau-Laufen gewöhnt haben. Wichtig ist vor allem, daß man wirklich läuft, um den Körper warm zu halten.

Am Anfang sollte man nur eine Minute im Schnee bleiben. Aber auch bei entsprechender Abhärtung sollte man nie länger als drei Minuten ausharren.

Beim Schnee-Treten atmet man bei geschlossenem Mund nur durch die Nase ein. Die kalte Winterluft wirkt belebend auf den ganzen Organismus.

In die Wohnung zurückgekehrt, werden die feuchten Füße warm abgespült und Socken angezogen.

Wassergüsse

Der Mensch hat fast zwei Quadratmeter Haut, die mit rund 300 000 Kältepunkten und 25 000 Wärmepunkten (Rezeptoren) ausgestattet sind. Diese Punkte reagieren allesamt auf die Güsse und ›Anwendungen‹, die Pfarrer Kneipp empfiehlt.

Jedem stark beanspruchten Menschen, vor allem wenn er in der Großstadt lebt, sind Kneippkuren nur zu empfehlen. Sie dienen der Abhärtung, der Durchblutung, dem Stoffwechsel und verbessern das allgemeine Wohlbefinden. Vor allem die Kneippschen Güsse helfen bei Herz- und Kreislaufstörungen und bei mangelnder Durchblutung hervorragend.

Nicht jeder kann und will die Kneippkur im Sanatorium machen, wo ausgebildete Bademeister dem Kurgast täglich mehrere Güsse, Wickel und Bäder machen. Obwohl ein solcher Aufenthalt alle paar Jahre gut tut, ist er gar nicht nötig. Man kann die ›Kneippkur‹ nämlich sehr gut zu Hause machen. Dazu braucht man nur das Waschbecken, die Badewanne mit Gießschlauch, zwei längliche, fast kniehohe Plastikeimer und ein Badethermometer.

Auf diese Weise lassen sich die klassischen Kneippschen Methoden hervorragend praktizieren:

Wechselwarme und kalte Armbäder im Waschbecken, Fußbäder, Wassertreten sowie Knie- und Schenkelgüsse.

Kaltes Armbad

Das Waschbecken, in dem Sie das Armbad machen, sollte so beschaffen sein, daß das Wasser bis zur Mitte des Oberarms reicht. Der Raum muß warm sein, ebenso der Körper und die Füße. Man darf das Bad nicht machen, wenn man fröstelt.

Tauchen Sie Fingerspitzen, Hand, Unterarm und Oberarm in das kalte Wasser. Erst den rechten Arm, dann den linken Arm dazu. Dann verharrt man so lange im Wasser, bis sich eine Reaktion zeigt, entweder ein stark zusammenziehendes oder Wärmegefühl und eine zarte Rötung der Haut (etwa 20 bis 30 Sekunden).

Danach die Hände abtrocknen und bei kurzen Hemdärmeln auch die Arme. Bei langen Hemdärmeln zieht man das Hemd über die nassen Arme und wärmt sie durch langsames Pendeln auf.

Warmes Armbad

Es wird dabei genauso verfahren wie beim kalten Armbad. Es wird mit einem Kräuterzusatz mit einer Temperatur von 38 Grad C gemacht und dauert zehn bis zwölf Minuten. Abschließend macht man noch einen kurzen kalten Abguß.

Wechselarmbad

Das Wechselarmbad wird vor allem bei unspezifischen Herzbeschwerden angeraten.

Man stellt eine Wanne mit Wasser von 38 Grad C bereit und eine zweite mit kaltem oder leicht temperiertem Wasser. Man legt die Arme bis zur Hälfte des Oberarms zuerst ins warme Wasser, fünf Minuten lang. Dann taucht man sie kurz, für zehn Sekunden, ins kalte Wasser ein, um sie wiederum für drei Minuten ins warme Wasser zu legen. Abschließend noch mal für zehn Sekunden ins kalte Wasser. Trocknen Sie nur die Hände ab und erwärmen Sie sich durch Bewegung.

Ansteigendes Armbad

Das ansteigende Armbad übt eine erleichternde und krampflösende Wirkung aus. Daher wird es besonders bei Krämpfen in der Herzgegend und Anfällen von Herzschmerzen, Angina pectoris, Herzschwäche und selbst nach einem Herzinfarkt eingesetzt.

Das in der Temperatur ansteigende Armbad bewirkt eine Erweiterung der Gefäße und eine verstärkte Durchblutung. Außerdem senkt es einen erhöhten Blutdruck und entlastet das Herz.

Man beginnt mit einer Temperatur von 34 bis 36 Grad C und steigert sie durch Zugießen von heißem Wasser langsam (20 bis 30 Minuten) auf 39 bis 41 Grad C. Mit dem rechten Arm zuerst anfangen. Man hört auf, wenn sich Herzklopfen einstellen oder der Schweiß zu fließen beginnt. Danach legt man sich am besten für eine halbe Stunde warm eingepackt ins Bett. Auf keinen Fall darf man das Armbad wieder abkühlen lassen, es besteht sonst die Gefahr eines erneuten Gefäßkrampfes.

Fußbad

Die Wanne muß so hoch sein, daß das Wasser mindestens bis über die Mitte der Waden reichen kann. Die Vorbedingungen sind dieselben wie bei den Armbädern: warmer Raum, warme Füße, warmer Körper.

Man taucht die Füße langsam in das kalte Wasser. Zehn bis 20 Sekunden im Wasser bleiben, bis sich ein Wärmegefühl einstellt. Nicht abtrocknen, sondern die Strümpfe über die feuchte Haut ziehen. Zur Nacherwärmung eine Viertelstunde marschieren.

Das warme Fußbad und ebenso das Wechselfußbad folgen demselben Prinzip wie die Armbäder.

Schafgarbe

Achillea millefolium

Das Kraut mit den zarten Schirmen aus weißen
oder rosa Blüten hat noch viele Namen: Saugkraut,
Achillenkraut, Balsamkraut, Berufskraut. Seine
kammartig gezähnten Blätter wurden oft als Verband
verwendet. Medizinisch angewendet werden sowohl
Blüten als auch Kraut. Sie regen die Verdauungssäfte
an und wirken dadurch krampflösend. Nervosität bei
Frauen oder einer unregelmäßigen Menstruation kann
mit der Schafgarbe ebenso entgegengewirkt werden.
Sie ist außerdem ein Blutreinigungsmittel und hilft
auch bei Akne und Flechten. Sie hilft bei Blutungen,
indem sie sie stillt und die Wunde durch ihre
antiseptischen Eigenschaften desinfiziert. Mit der
Schafgarbe gibt es keine Infektionen mehr.

Ernte: Blätter und Blüten unmittelbar vor dem
vollen Aufblühen der Pflanze ernten. Das Kraut ist auf
allen trockenen Wiesen zu finden.

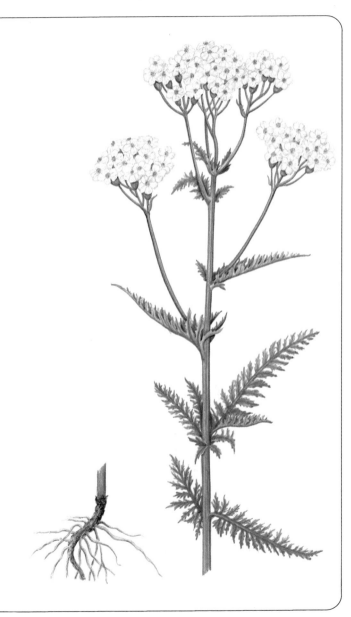

19

Kniereguß

Dazu können Sie sich in eine flache Wanne oder auch in die Badewanne stellen. Sie brauchen einen Schlauch, der möglichst eine lichte Weite von 18 bis 22 mm hat. Notfalls tut es auch der übliche Brauseschlauch, dem der Brausekopf abgeschraubt wurde. Bei nach oben gerichteter Schlauchöffnung soll das Wasser etwa fingerlang sprudeln.

Bei kalten Güssen beträgt die Temperatur zwölf bis 18 Grad C, die Dauer 40 bis 60 Sekunden. Die Temperatur des kalten Wassers beim Wechselguß ist dieselbe, das warme Wasser soll etwa 38 Grad C betragen. Man beginnt dabei immer warm, wechselt zweimal und hört kalt auf. Die Dauer des warmen Gusses sollte ein bis zwei Minuten, die des kalten etwa 20 Sekunden betragen. Danach nicht abtrocknen, sondern Strümpfe auf die feuchte Haut ziehen und durch kräftige Bewegung nacherwärmen. Auch bei den Güssen gilt:

Warmer Raum und warmer Körper und immer mit dem rechten Bein beginnen.

Zur Durchführung des Kniegusses wird nur der Unterkörper entblößt. Zunächst wird von rückwärts gegossen, dabei wird der Schlauch wie ein Bleistift zwischen die Finger genommen. Man beginnt mit dem Guß beim Vorfuß und geht in langsamem Zug bis zur Kniekehle. Dort verweilt man etwas und achtet darauf, daß das Wasser wie ein Mantel möglichst ohne Lücken die ganze Wade berieselt. Bei richtiger Durchführung greift der Wassermantel auch etwas auf die Vorderseite über. Dann weitergießen bis zur Ferse. Die Begießung einer Fußvorder- und -rückseite bis zum Eintritt einer Reaktion (zarte Rötung oder Wärmegefühl) dauert durchschnittlich acht bis zehn Sekunden.

Dasselbe wird dann am anderen Bein ausgeführt. Danach begießt man kurz die Fußsohlen. Anschließend geht man vom Vorfuß des rechten Beins über das Schienbein zur Kniescheibe, die ein- bis zweimal kreisend umfahren wird. Dann die andere Schienbeinseite runter bis zum Rist. Das gleiche dann am anderen Bein. Von beiden Beinen wird das Wasser abgestrichen und dann ohne abzutrocknen die Strümpfe angezogen. Zur Nacherwärmung geht man dann mindestens eine Viertelstunde lang.

Der warme Knieguß wird genauso ausgeführt wie der kalte, Temperatur 38 bis 40 Grad C. Beim Wechsel-Knieguß wird zuerst warm, bis zum Auftreten einer intensiven Rötung, dann kalt gegossen und zweimal gewechselt.

Schenkelguß

Man beginnt – am rechten Bein – an der Rückseite vom Vorderfuß bis zur Ferse, dann an der Außenseite des Beins hoch bis zum Becken, dort fünf Sekunden bleiben. An der Innenseite geht es wieder zurück zur Ferse und von dort sofort am linken Bein in der gleichen Weise bis zum Becken und zurück.

Dann gießt man an der Vorderseite des Beins hoch bis zur Leistenbeuge, fünf Sekunden bleiben, fünf Sekunden nach rechts und wieder fünf Sekunden nach links und am anderen Bein zurück zur Ferse. Als Abschluß gießt man kurz über die Fußsohle.

Brustguß

Er wird ausgeführt wie der Armguß. Von der Innenseite des rechten Arms ausgehend, wird die Brust mit drei bis fünf achterförmigen Schleifen begossen.

Armguß

Man beginnt an der Außenseite der rechten Hand. Von dort wird der Strahl am Arm hoch über das Schultergelenk geführt, von wo man das Wasser fünf Sekunden lang gleichmäßig am Arm ablaufen läßt. Dann an der Innenseite des rechten Arms zum Ellenbogen, wieder hoch zum Schultergelenk, fünf Sekunden gießen und an der Innenseite des Arms hinunter. Am linken Arm wird der Guß in der gleichen Weise durchgeführt.

An den Armguß kann man noch den Gesichtguß anschließen: Dabei wird mit einigen Längs- und Querstrichen das Gesicht von der Stirn bis zum Kinn begossen.

Wasser-Treten

Die Wasserhöhe sollte so sein, daß dreiviertel der Wade bedeckt ist. Wenn kein Tretbecken vorhanden ist, läßt es sich auch leicht in der Badewanne durchführen. Bei jedem Schritt muß das Bein aus dem Wasser herausgehoben werden. Die Temperatur des Wassers sollte zwölf bis 18 Grad C betragen, die Dauer – je nach Verträglichkeit – 15 bis 30 Sekunden. Das Wasser am Ende nur mit der Hand abstreifen, nicht abtrocknen. Anschließend trockene wollene Strümpfe anziehen und einige Minuten gehen zum Nachwärmen.

Heilkräuter und Hausmittel

Kräuter

Bärlauch Die blutreinigende Wirkung des Bärlauchs und seine reinigende Wirkung auf unser Magen- und Darmsystem sollte man im Frühjahr zu einer Entschlackungskur nutzen. Im April und Mai, bevor Bärlauch zu blühen beginnt, sammelt man seine frischen grünen Blätter und verzehrt sie roh.

Gewaschen und kleingeschnitten streut man Bärlauch über alle Speisen, die man mit frischem Grün verfeinert und dekoriert. Mit Bärlauchblättern kann man auch Salat zubereiten oder Spinat kochen.

Brennessel Die vielfach unterschätzte Brennessel zählt zu den wichtigsten Heilpflanzen aus dem Garten Gottes. Ihre blutbildende und blutreinigende Heilkraft sollte man sich ebenfalls alljährlich mit einer Frühjahrskur zunutze machen.

Im Frühjahr sammelt man die jungen Triebe und beginnt eine vierwöchige Tee-Kur. Man trinkt morgens auf nüchternen Magen schluckweise eine Tasse Tee und weitere zwei Tassen über den restlichen Tag verteilt. Dabei kommt ein gehäufter Teelöffel Brennnessel auf eine Tasse, mit heißem Wasser abbrühen, eine halbe Minute ziehen lassen, abseihen und schluckweise trinken.

Diese Frühjahrskur kann man im Herbst noch einmal wiederholen, wenn die jungen Triebe erneut herausgekommen sind.

Als vorbeugende Maßnahme trinkt man das ganze Jahr über täglich eine Tasse Brennessel-Tee. Dazu legt man sich im Frühjahr und im Herbst einen Vorrat an getrockneten Brennesseln an.

Löwenzahn Wenn der Löwenzahn in Blüte steht, sollte man eine Zwei-Wochen-Kur mit frischen Löwenzahnstengeln starten.

Man sammelt täglich zehn Stengel samt Blüten, wäscht sie, entfernt den Blütenkopf und zerkaut den rohen Stengel langsam im Mund. Abgespannte und müde Menschen werden während der Kur eine rasche Belebung der Lebensgeister feststellen.

Mistel Die Mistel hat ihre größte Bedeutung als Heilpflanze durch ihre blutdruckregulierenden und kreislauffördernden Eigenschaften. Ich rate jedermann zu einer alljährlichen sechswöchigen Mistel-Tee-Kur. Drei Wochen trinkt man täglich drei Tassen, zwei Wochen lang zwei Tassen, und in der letzten Woche reduziert man den Konsum auf eine Tasse Mistel-Tee pro Tag. Nach dieser Kur haben sich Blutdruck und Kreislauf wieder normalisiert.

Zwölf Stunden weicht man einen gehäuften Teelöffel Mistel pro Tasse in kaltem Wasser ein. Anschließend wird der Kaltansatz angewärmt und abgeseiht. Praktischerweise füllt man die Tagesration Mistel-Tee in eine angewärmte Thermoskanne, ansonsten muß man den leicht ausgekühlten Tee vor dem Trinken in einem heißen Wasserbad erwärmen.

Spitzwegerich Ein aus frischen Spitzwegerichblättern hergestellter Sirup wirkt blutreinigend und sollte täglich vor jeder Mahlzeit eingenommen werden. Erwachsene nehmen einen Eßlöffel, Kinder einen Teelöffel. Es gibt zwei Rezepte zur Herstellung des Spitzwegerich-Sirups:

1. Man dreht vier gehäufte Handvoll frisch gewaschene Spitzwegerichblätter durch den Fleischwolf. Diesen Blätterbrei streckt man mit einem Schuß Wasser, damit er etwas dünnflüssiger wird, gibt 250 g Bienenhonig und 300 g Rohrzucker dazu. Auf kleiner Flamme, unter ständigem Rühren, erwärmt man diese Mischung bis kurz vor dem Kochen. Haben sich Blätter, Honig und Zucker zu einer dickflüssigen Masse verbunden, füllt man sie heiß in saubere Gläser und stellt den Sirup in den Kühlschrank.

2. Man füllt eine Lage frisch gepflückter und gewaschener Spitzwegerichblätter in ein geeignetes Ton- oder Glasgefäß, darüber eine Lage Rohrzucker, wieder eine Lage Blätter, bis das Gefäß voll ist, läßt die Schichten in sich setzen und füllt nach. Ist das Gefäß gefüllt, wird es mit mehreren Frischhaltefolien luftdicht verschlossen und an einer geschützten Stelle im Garten vergraben. Vor dem Zuschaufeln des Loches wird das Gefäß mit einem Holzbrett abgedeckt. In der gleichmäßigen Erdwärme beginnt die Zucker-Spitzwegerich-Mischung zu gären. Nach acht Wochen gräbt man das Gefäß aus, kocht den entstandenen Sirup auf und füllt ihn abgekühlt in Flaschen.

Thymian Täglich morgens eine Tasse Thymian-Tee, als Kaffee-Ersatz, wirkt wahre Wunder. Man fühlt sich frisch, strapaziert seinen Magen nicht, der oft lästige Husten am Morgen verschwindet, kurzum man fühlt sich fit für den ganzen Tag.

Einen gehäuften Teelöffel Thymian-Tee pro Tasse mit heißem Wasser abbrühen, eine halbe Minute ziehen lassen, abseihen und schluckweise trinken.

Bärlauch

Allium ursinum

Der Bärlauch, auch Waldknoblauch oder
Hexenzwiebel genannt, hat im wesentlichen die
Eigenschaften des Knoblauchs. Die Pflanze wird bis
zu 40 cm hoch und wächst an schattigen und
feuchten Standorten in Gebüschen und Wäldern.
Sie trägt eine weiße Blütenkugel und duftet stark.
Die Blätter haben eine blutreinigende Wirkung,
als Essenz wirkt Bärlauch bei Gedächtnisschwäche
und Bronchitis. Auch gegen hohen Blutdruck,
Arteriosklerose und Blähungen setzt man ihn
erfolgreich ein.

Ernte: Vorsicht, nicht mit der giftigen Herbst-
zeitlosen verwechseln. Die Blätter werden im
April bis Mai geerntet, sie sollten allerdings nur in
frischem Zustand verwendet werden, getrocknet
verlieren sie ihre Heilkraft. Die Zwiebel sollte man
im Herbst ausgraben.

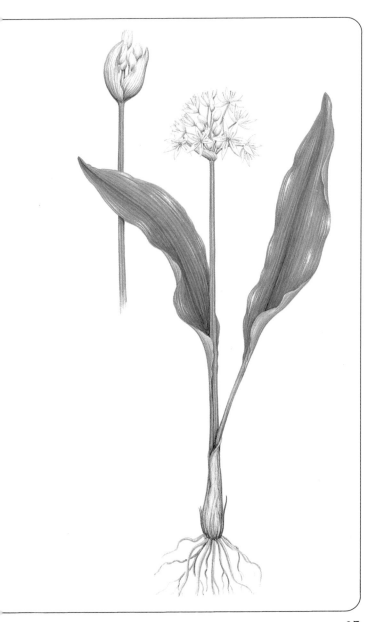

Zinnkraut Jeder Mensch, der die 40 überschritten hat, sollte täglich eine Tasse Zinnkraut-Tee trinken. Auf diese Weise schützt man sich vor Gicht und Rheuma, Abnützungserscheinungen, die mit dem Älterwerden einhergehen.

Einen gehäuften Teelöffel Zinnkraut pro Tasse mit heißem Wasser abbrühen, eine halbe Minute ziehen lassen, abseihen und schluckweise eine Tasse Tee pro Tag trinken.

Kräutertrank

Kleiner Schwedenbitter Als Vorsorgemaßnahme gegen Schmerzen und Erkrankungen jeglicher Art nimmt man täglich morgens und abends einen Teelöffel Kleinen Schwedenbitter mit etwas Wasser oder Tee verdünnt zu sich.

Der Kleine Schwedenbitter ist ein wahres Lebenselixier, ein unentbehrlicher Beschützer unserer Gesundheit, der in keiner Hausapotheke fehlen sollte. Das Rezept wurde von dem bekannten schwedischen Arzt Dr. Samst überliefert, dessen ganze Familie dank der Schwedenkräuter ein hohes Lebensalter erreichte.

Die Kräutermischung besteht aus: 10 g Aloe, 10 g Angelikawurzel, 5 g Eberwurzel, 10 g Manna, 5 g Myrrhe, 10 g Natur-Kampfer, 10 g Rhabarberwurzel, 0,2 g Safran, 10 g Sennesblätter, 10 g Theriak venezian und 10 g Zitwerwurzel.

Diese Kräuter füllt man in eine Flasche und übergießt sie mit 1,5 Liter 38- bis 40%igem Kornbranntwein. Unter täglichem Schütteln bleibt der Aufguß mindestens 14 Tage in der Wärme stehen. Für den täglichen Gebrauch seiht man kleinere Mengen in geeignete Behälter ab, die kühl aufbewahrt werden sollten. Mit fortschreitender Lagerung reift die Heilkraft des Kleinen Schwedenbitters. Meines Erachtens stammt das Rezept des Kleinen Schwedenbitters von Paracelsus, der mit seinem berühmten ›Elixier‹ so viele Schwerkranke heilte.

Frühlingstee Wegen seiner blutreinigenden Wirkung empfehle ich im Frühjahr über einen längeren Zeitraum, solange die beschriebenen Kräuter frisch gepflückt werden können, folgenden Frühlings-Tee:
Man mischt 15 g Brennesselblätter, 50 g junge Knospen vom Holunder, 15 g Löwenzahnwurzeln und 50 g Schlüsselblumenblüten. Einen gehäuften Teelöffel der oben beschriebenen Kräutermischung pro Tasse mit heißem Wasser abbrühen, drei Minuten ziehen lassen, abseihen und schluckweise zwei Tassen am Tag trinken. Empfindliche Gaumen können den Tee mit etwas Honig süßen.

Jahres-Misch-Tee Mit Beginn des Frühjahrs sollte man mit dem Sammeln von Kräutern beginnen. Den Anfang machen die ersten Blüten des Huflattich, Schlußlicht sind die Rosenblätter, die man im Herbst sammelt. Die nachfolgenden Kräuter werden in der aufgezeigten Reihenfolge gesammelt und getrocknet und bilden im Herbst einen gesundheitsfördernden Misch-Tee, von dem man täglich eine Tasse zum Abendessen trinkt. Einen gehäuften Teelöffel der Kräutermischung auf eine Tasse, mit heißem Wasser abbrühen, eine halbe Minute ziehen lassen, abseihen und schluckweise trinken.
Die Mischung besteht zu gleichen Teilen aus:
Huflattichblüten; später Huflattichblättern; Schlüsselblumenköpfen; Veilchenblättern und -blüten; Lungenkrautköpfen; Sauerkleeblüten; Gundelrebelblütenköpfen (davon nur wenige zum Würzen);

Brennesseltrieben; Frauenmantelblättern und -blüten; Blätter, Blüten und Stengel des Ehrenpreis; Erdbeerblättern; Brombeertrieben; Himbeertrieben; Holunderknospen; später Holunderblüten; Gänseblümchen; Lindenblüten, nach Möglichkeit in der Sonne gepflückt; Kamille, möglichst in der Sonne gepflückt; Wiesengeißbartblüten; Ringelblumenblüten; Waldmeisterblättern, -blüten und -stengeln; Thymianblättern, -blüten und -stengeln; Melisseblättern, -blüten und -stengeln; Pfefferminzblättern, -blüten und -stengeln; Schafgarbe, nach Möglichkeit in der Sonne gepflückt und nur halb so viel von der Menge der übrigen Blätter; Königskerzenblüten, nach Möglichkeit in der Sonne gepflückt; Johanniskrautblüten, nach Möglichkeit in der Sonne gepflückt; Majoranblättern und -blüten (Wilder Majoran oder Dost); Kleinblütigem Weidenröschen, davon Blätter, Blüten und Stengel; Fichtenspitzen; Labkrautblättern, -blüten und -stengeln; Rosenblättern, alle Farben, doch nur verwenden, wenn die Rosen biologisch gedüngt wurden.

Schlankheits-Tee Zur Regulierung des Stoffwechsels. Ein Tee, der das Gewicht normalisiert, das Wohlbefinden steigert, gesund, schlank und jugendlich erhält. Er regt die Organe, insbesondere die Drüsen zu erhöhter Tätigkeit an, fördert die Fettverbrennung, steigert die Wasserausfuhr und beschleunigt die Verdauung. Er wirkt regulierend auf den gesamten Stoffwechsel und führt damit eine Normalisierung des Körpergewichts herbei. Es ist ein Tee für alle jene, die schlanker werden wollen.

Man benötigt folgende Kräuter 15 g Faulbaumrinde, 10 g Hagebutten, 15 g Tang, 8 g Malvenblätter, 15 g Brombeerkrautblätter, 15 g Himbeerkrautblätter, 10 g Heidekraut, 7 g Brennesselblätter, 3 g Johanniskraut, 2 g Schafgarbenblüten.

Zubereitung Die Kräuter müssen gut miteinander vermischt werden. Für eine Tasse einen gehäuften Teelöffel mit kochendem Wasser überbrühen, eine halbe Minute ziehen lassen, abseihen und langsam schluckweise trinken. Man beginnt mit einer Tasse täglich, steigert bis auf drei Tassen, führt dies sechs Wochen lang durch und geht allmählich auf eine Tasse zurück. Der Tee kann auch nach Beendigung der Kur zur Erhaltung des Normalgewichts, eine Tasse pro Tag, getrunken werden.

Zur Erhöhung der Wirkung nimmt man ein- bis zweimal wöchentlich ein warmes Vollbad und massiert den ganzen Körper gründlich durch.

Fasten

Es ist eine gute Sache, einmal in der Woche zu fasten. Fasten heißt in diesem Zusammenhang nicht hungern, sondern die Essensration bis zur Hälfte herabsetzen. Zum Frühstück beginnt man mit einem Müsli, in das außer Haferflocken, Weizenschrot, Rosinen, etwas Milch und Honig, auch ein Apfel hineingerieben wird.

Das Mittagessen soll geringer, wenn möglich zur Hälfte geringer ausfallen als an normalen Tagen.

Man schließt den Fastentag abends mit einem butterlosen Brot und einem Apfel ab. Sollten an einem solchen Tag Hungergefühle auftreten, wird ein Kräutertee – schluckweise getrunken – eingesetzt.

Er besteht zu gleichen Teilen aus Labkraut, Ringelblumen, Schafgarbe und Melisse. Die Kräuter gut durchmischen. Einen gehäuften Teelöffel pro Tasse mit heißem Wasser abbrühen, eine halbe Minute ziehen lassen, abseihen und schluckweise trinken.

So ein Fastentag ist jedem gesunden Menschen zuträglich, man fühlt sich wohl, frei und beschwingter. Dieser Fastentag soll jedoch nur bei einem leichten Tagespensum eingesetzt werden.

Hausmittel – kurz und bündig

■ Reines Leinen als Kopfkissen-Überzug ist der Gesundheit besonders zuträglich. Es ist kühlend, wirkt wohltuend auf eventuelle Kopfschmerzen ein und bringt einen ruhigen Schlaf.

■ Ein Eßlöffel grüner Brennessel-Samen wird mit einer Banane zu einem Müsli abgerührt. Das hebt die Vitalität enorm.

■ Es gibt einen Jungbrunnen für jedermann: Morgens zeitig aufstehen, um der Arbeit ohne Hast nachzukommen, denn »Morgenstund hat Gold im Mund«. Da fließt die Arbeit munter im Gleichmaß von der Hand. Man beginnt sein Tagewerk voll innerer Fröhlichkeit, die sich auch der Seele mitteilt. Wer sollte da seinem Leben nicht gewachsen sein, wer sollte dabei nicht jung bleiben.

Misch-Tee der Familie Treben: wohlschmeckend, bekömmlich, aufbauend

Der Tee wird nicht nach Gramm abgewogen, sondern jeweils vom Frühjahr an bis in den Oktober nach Gefühl dazugegeben. Es wird – am besten auf dem Dachboden des Hauses – ein großes Papier ausgebreitet. Von der Kräutersuche kommend, werden die frischen Kräuter kleingeschnitten aufgestreut. Man beginnt mit den ersten Blüten im Frühjahr, so wie früher angeführt. Von den wohlriechenden wird ein wenig mehr genommen, von den herben Kräutern etwas weniger. Verhalten Sie sich nach Ihrem Gefühl, Sie werden die richtige Mischung zusammenstellen. Gehen Sie freudig an diese Arbeit, lassen Sie den reichen Segen der Natur in Ihr Heim.

Huflattich-Blüten, Anfang Mai die Blätter
Schlüsselblumen, Blüten und Blätter
Veilchen, wohlriechend, Blüten und Blätter, aber
  auch andere Veilchen
Lungenkraut, im Volksmund Hänsel und Gretel,
  Köpfe
Sauerklee, Blüten und Blätter
Gundelrebe, nur wenig davon als Würze, Blüten und
  Blätter
Brennessel, die ersten jungen Triebe im Frühjahr
Frauenmantel, Blätter und Blüten, später Blätter
Ehrenpreis, Blüten, Stengel und Blätter
Erdbeerblätter, Brombeer- und Himbeerspitzen
Holunder-Schossen, später Blüten
Gänseblümchen
Lindenblüten
Kamillen, Blüten
Wiesengeißbart, Blüten
Ringelblumen, Blüten und Blätter
Waldmeister, Blüten, Stengel und Blätter
Thymian, Blüten, Stengel und Blätter
Melisse, Blätter und Stengel, Blüte, falls vorhanden
Pfefferminze, Stengel, Blätter, Blüte, falls vorhanden
Schafgarbe, nicht allzuviel
Königskerze, Blüten
Majoran (wilder, auch Dost genannt), Blüten und
  Blätter

Ehrenpreis

Veronica officinalis

Wohl kein Kraut hat so viele beziehungsreiche Namen: Allerweltsheil, Männertreu, Frauenlist und Schlangenkraut. Dabei geht es um eine kleine, kriechende Pflanze, die in gestreckten Ähren winzige hellviolette, selten weiße Blüten trägt. Pfarrer Kneipp schon betonte die Heilkraft der Pflanze bei Erkrankungen der Luftwege, bei Rheuma und bei Blasenentzündungen. Auch gegen Nervosität läßt sich die Pflanze, die trockene Böden liebt, einsetzen. Man findet sie auf mageren Wiesen, in Gebüschen und lichteren Wäldern.

Ernte: In der Blütezeit, Juli bis August, einsammeln und in Sträußen trocknen.

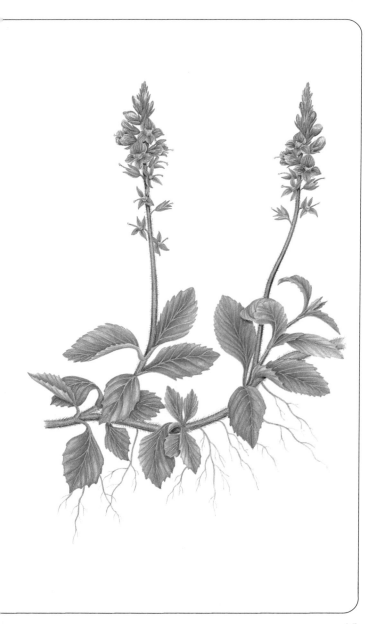

Kleinblütiges Weidenröschen, Blätter, Stengel und
Blüten
Odermennig, Blüten
Labkraut, Blüten, Blätter und Stengel
Goldrute, Blüten
Vogelknöterich, Stengel, Blätter und Blüten
Rosenblätter in allen Farben (biologische Düngung)

Bestimmung der Heilkräuter

Wenn Sie sich auf die Suche nach den Heilkräutern
aus dem Garten Gottes begeben, erweisen Sie Ihrer
Gesundheit bereits einen großen Dienst. Denn Sie
bewegen sich, abseits von Ballungszentren, dicht be-
fahrenen Straßen, in der freien Natur. Mit der Zeit
werden Sie feststellen, wie wohltuend Ihr Körper
dies empfindet und wie stark sein Verlangen nach
diesen ausgedehnten Spaziergängen ist. Wer sich
ganz neu mit Heilkräutern beschäftigt, sollte sich zunächst auf die Erforschung der Natur beschränken.
Suchen Sie an den beschriebenen Stellen nach den
Heilpflanzen, bestimmen Sie die Pflanzen und lernen
Sie auf diese Weise Ihre nähere Umgebung kennen.
Wer sich auf sein eigenes Urteilsvermögen nicht verlassen will, sollte an Kräuterwanderungen und Ex-
kursionen unter fachkundiger Leitung teilnehmen,
um seine praktischen Erfahrungen zu sammeln.
Dabei geht es nicht so sehr um eine Gefährdung der
eigenen Gesundheit, als um den Schutz der Natur.
Viele Heilpflanzen stehen unter Naturschutz, manche Kräuter, den heilsamen zum Verwechseln ähn-
lich, sind nutzlos und sollten nicht grundlos gepflückt werden. Erst wenn Sie die nötige Sicherheit
in der Bestimmung der Pflanzen besitzen, sollten Sie
zum Sammeln aufbrechen.

Sammeln der Heilkräuter

Frische Kräuter, deren Heilkraft die von getrockneten übersteigt, findet man von Ende Februar bis Ende November. Während eines milden Winters findet man sogar Spitz- und Breitwegerich, Labkraut und Schöllkraut frisch in der Natur. Nach Möglichkeit sollte man die Kräuter an einem sonnigen Tag pflükken, weil die Heilkraft der Pflanze dann am größten ist. Achten Sie außerdem darauf, daß die Pflanzen an wenig verschmutzten Stellen und abseits von verkehrsreichen Straßen und Industrieanlagen gewachsen sind. Die Pflanzen werden mindestens zwei Fingerbreit über dem Boden abgeschnitten, nicht mit den Wurzeln herausgerissen! Am besten eignet sich zum Sammeln ein Weidenkorb. Ungeeignet sind Plastiktüten. Und noch eine Bitte: *Halten Sie beim Sammeln Maß!*

Aufbewahrung der Kräuter

Soweit möglich, verwendet man die Kräuter frisch. Aus dem hoffentlich maßvollen Überschuß legt man einen Vorrat an. Die Kräuter werden klein geschnitten und möglichst ungewaschen – deshalb das Aufsuchen an wenig verschmutzten Stellen in der Natur – getrocknet. Dazu legt man die Kräuter auf saubere Tücher oder Packpapiere und läßt sie an einer schattigen, luftigen Stelle trocknen. Sind die Kräuter strohtrocken, füllt man sie in Pappkartons, Papiertüten oder dunkle Gläser. Blechdosen, Plastikbehälter und -tüten sind ungeeignet. Für die Teezubereitung eignen sich getrocknete Kräuter ein ganzes Jahr. Restbestände, die länger lagern, eignen sich auf alle Fälle noch für Kräuterbäder.

Streß
im Alltag

Streß, Nervosität, Angstgefühle und Schlafstörungen sind Beschwerden, die meist gleichzeitig auftreten. Sie sind Anzeichen für eine Überforderung des Körpers und vor allem der Seele, die früher oder später ernsthafte körperliche Krankheiten zur Folge haben kann. Im Grunde sind die meisten Krankheiten seelisch bedingt. Wer an Minderwertigkeitskomplexen leidet oder sich vom Alltag überfordert fühlt, flüchtet beispielsweise oft gerne in eine Krankheit. Bei dieser Einstellung läßt die tatsächliche Infektion mit Krankheitserregern natürlich nicht lange auf sich warten.

Es ließen sich viele Beispiele aufzählen wie anscheinend rein körperliche Erkrankungen mit den seelischen Zuständen und Mechanismen der Patienten zusammenhängen. In jedem Fall sollte über die Möglichkeit tieferliegender Ursachen nachgedacht und nicht nur die Krankheitssymptome bekämpft werden. Oft ist die Krankheit das Warnsignal des Organismus, das uns auf eine falsche, unsere körperliche und geistige Gesundheit gefährdende Lebensweise aufmerksam macht. Wer auf dieses Warnsignal hört und seine Lebensweise entsprechend ändert, ergreift die Krankheit als Chance zu einer allumfassenden Gesundung.

Die in diesem Buch beschriebenen Beschwerden und Krankheiten sind die häufigsten Formen, in denen der Körper direkt auf Streß, Angst, Probleme und Schwierigkeiten reagiert. Es sind oft ganz harmlose Unpäßlichkeiten, die aber auf Dauer zu einer großen Belastung werden können und häufig genug in lebensbedrohlichen Krankheitszuständen münden. Sie sollte beispielsweise ein zu hoher Blutdruck nicht achselzuckend abgetan werden. Diese meist recht schmerzlose Störung prädestiniert nämlich geradezu für die immer häufigeren Todesursachen Herzinfarkt und Schlaganfall.

Es ist bedeutungslos, ob sich seelische Mißstände in einem Magengeschwür, geschwächter Abwehrkraft, Schlaf- oder Kreislaufstörungen ausdrücken. Wichtig ist dabei lediglich die Erkenntnis, daß sich jeder Mensch durch die spezielle Lebensweise seine Krankheiten selbst schafft. Und deshalb kann auch nur er etwas gegen sie tun. Er muß in sich hineinhören, um zu erfühlen, was er vom Leben erwartet, was ihn enttäuscht und wovon er träumt. Wer all dies von sich weiß, kann sich sein Leben so einrichten, daß er glücklicher und dadurch gesünder ist.

Natürlich geht es häufig nicht nach unserem Wunsch und Willen. Viele Träume bleiben unerfüllt, viele Situationen in Beruf oder Familie lassen sich nicht so umgestalten, wie wir sie haben möchten. Doch wer sich einen vernünftigen Ausgleich schafft, kann den erstrebten gelassenen und glücklichen Zustand erreichen. So wird jemand, der ausschließlich auf beruflichen Erfolg aus ist und diesen nicht hat, selbstverständlich unzufrieden und krank werden. Wer aber nicht einzig in diesem die Erfüllung sucht, sondern auch Wert auf ein harmonisches Familienleben legt, kann berufliche Mißerfolge durch Glückserlebnisse daheim ausgleichen.

Beruf

In diesem Lebensbereich liegt der Schlüssel zu den meisten Beschwerden. Hier gibt es am meisten Streß, Neid, Ärger, Probleme und Überlastung. Wer sich nicht anerkannt fühlt, reagiert mit Nervosität und Angst. Wer sich überfordert fühlt, bekommt Kopfschmerzen. Wer sich ständig über irgendwelche Versäumnisse aufregt, wird von Herzbeschwerden geplagt und wer Probleme und Sorgen hat, verliert den Appetit und bekommt Magengeschwüre.

So wie hier vereinfacht geschildert, sieht aber der Alltag von vielen aus. Selbst Schulkinder klagen schon über Kopfschmerzen und Bauchweh, die durch den Leistungsdruck in der Schule verursacht werden.

Es gibt kein Allheilmittel gegen die aufgeführten Beschwerden. Doch eine gesunde Lebensweise mit natürlichem Ausgleich durch Bewegung an der frischen Luft und ausreichendem Schlaf beugt vielem vor. Vor allem sollten, das ist wohl häufig das wichtigste, die Erwartungen, die wir an uns selbst stellen, auf ein vernünftiges Maß reduziert werden. Wer von sich selbst ständig Dinge verlangt, die seine Leistungsfähigkeit überfordern, wird dem Streß nie entgehen. Hierbei ist ein Punkt ganz wichtig: Zuviel Streß macht krank, doch Streß in kleineren Dosen ist ganz normal und mobilisiert unsere Kräfte. Dabei reagiert jeder unterschiedlich auf die tägliche Beanspruchung. Der eine verkraftet mehr Belastung, braucht sie sogar in einem bestimmten Maß, für den anderen beginnt der ›negative‹ Streß schon viel früher. Hier hilft nur die Erkenntnis der persönlichen Belastbarkeit und das Wissen um die eigene Reaktion auf Streß. Wer ihn immer wieder aus sich herausläßt, baut ihn ab und verkraftet dadurch mehr. Ein heftiges Wort hin und wieder oder Türknallen sind ganz gesunde Streßreflexe. Wer zu solchen kleinen Ausbrüchen neigt, läßt dadurch regelmäßig ›Luft ab‹ und bleibt letztlich gesünder, als diejenigen, die scheinbar ruhig und gelassen wirken. In Wirklichkeit staut sich bei diesen jedes Ärgernis auf. Irgendwann wird es dann zuviel und es kommt zum Ausbruch, der sich nicht selten als Herzinfarkt zeigt. Außerdem leiden Menschen, die alles ›in sich hineinfressen‹, auch viel häufiger an Magengeschwüren und Migräne. Hierbei erzeugt das ständige Schlucken von Problemen und Ärgernissen jedoch keinen plötzlichen Ausbruch, sondern ein chronisches, stilles Leiden.

Familie

Was für den Bereich ›Beruf‹ geschildert wurde, trifft genauso für die Familiensituation zu. Nicht wenige Hausfrauen leiden unter den gleichen Symptomen wie ihre Männer, die im streßigen Berufsleben stehen. Das liegt aber weniger an der Hausarbeit, als vielmehr an bestimmten Familienstrukturen. Wer beispielsweise zwischen Kindern und Ehemann ständig ausgleichen muß, steht unter einem ähnlichen Druck wie ein Abteilungsleiter. Wenn dann womöglich noch Schwiegereltern oder auch die eigenen in allen Dingen des häuslichen Lebens mitreden, kann die seelische Belastung für die Frau sehr hoch sein. Sie leidet dann unter Streß.

Jedoch ist die arbeitsmäßige Beanspruchung einer Hausfrau im Gegensatz zu der eines Büroangestellten eher dazu angetan, Streß auch wieder abzubauen. Die Fette und der Zucker, die der Streß ›flüssig‹ gemacht hat, werden auf natürliche Weise verbraucht in der körperlichen Tätigkeit. Es ist deshalb jedem Mann, der vorwiegend sitzend arbeitet, anzuraten,

Ringelblume
Calendula officinalis

Es gibt zwei Arten von Ringelblumen: eine gezüchtete
mit doppelten Blüten und eine wilde. Ihre Vorzüge
und ihr Aussehen sind gleich. Schon im Mittelalter
wurde die Pflanze gegen Darmstörungen und Leber-
beschwerden verschrieben. Heute schreibt man
dieser Blume mit ihren vollen orangefarbenen
Blüten immer noch eine Vielzahl heilsamer Wirkungen
zu. Da sie anregend und krampflösend wirkt,
verwendet man sie bei Asthma, Husten, Schlaflosigkeit, Herzjagen und Angstzuständen. Auch
äußerlich wird die Ringelblume vielfach angewendet.
Sie hat vernarbende Eigenschaften bei
Quetschungen, Frostbeulen, Ekzemen und
Geschwüren. Mit Erfolg wird sie auch bei
Entzündungen der Haut und der Schleimhäute
eingesetzt. Frauen, die ihre Menstruation regeln
wollen, werden von der Ringelblume nicht enttäuscht.
   Ernte: Die Blüten und Blätter in den Morgenstunden
pflücken, wenn sich die Kelche noch nicht entfaltet
haben. Entweder frische oder gut im Schatten
getrocknete Pflanzenteile verwenden. Die Blume
züchtet man am besten selbst im Garten.

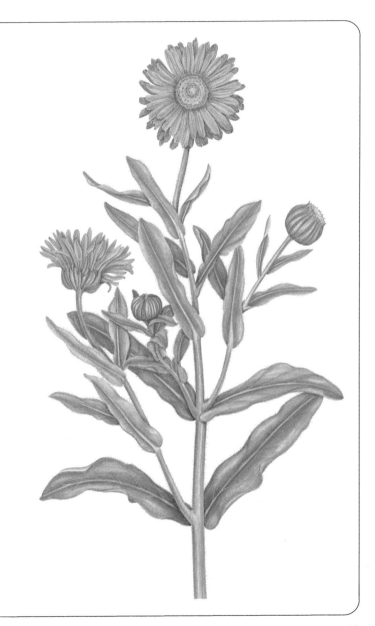

seiner Frau abends bei der Hausarbeit noch etwas zur Hand zu gehen. So werden auch bei ihm Fette und Zucker abgebaut, was natürlich nicht der Fall ist, wenn er sich in den Sessel vor dem Fernseher fallen läßt. Oder er spielt mit seinen Kindern noch ein wenig Fußball im Garten. Die Kinder freuen sich und der Vater lebt gesünder.

So kann man das Familienleben harmonischer gestalten, gleichzeitig Streß und Ärger abbauen und etwas für seine Gesundheit tun.

Schlaf

Der Schlaf ist das wichtigste Ausgleichsmittel überhaupt. Wer unter Schlafstörungen leidet, wird wissen, wie wichtig er ist, um leistungsfähig und gesund zu bleiben. Doch oft genug können wir vor lauter Problemen und Sorgen nicht einschlafen. Wir nehmen sie sozusagen mit ins Bett, denken darüber nach und wälzen uns hin und her. Dabei wissen wir, daß uns das gar nichts nützt und wir am nächsten Tag, unausgeschlafen wie wir sind, noch viel weniger fertig werden mit dem, was uns plagt. Doch diese Einsicht nützt nichts. Wir liegen da und grübeln. Und greifen schließlich zu Schlaftabletten, bis wir irgendwann gar nicht mehr ohne diese einschlafen können. Wir schlafen dann aber nicht mehr in unserem natürlichen Schlafrhythmus, in dem sich Traum- und Tiefschlafphasen unseren Bedürfnissen entsprechend abwechseln, sondern einen künstlichen Schlaf. Auf die Dauer ist dieser Schlaf nicht erholsam, kann sogar depressiv machen. Auch der berühmte alkoholische Schlummertrunk beschert uns keinen natürlichen Schlaf. Er läßt uns zwar einschlafen, doch dann schlafen wir unruhig, träumen viel und sind am nächsten Morgen nicht wirklich seelisch und körperlich erholt.

Um Einschlafschwierigkeiten oder Schlafstörungen zu begegnen, empfehlen sich daher natürliche Mittel. Das sicher hilfreichste ist die bewußte Hinlenkung der Gedanken auf etwas Positives. Wer an schöne und angenehme Dinge denkt, kann langsam in die Träume hinübergleiten. Auch bewußtes Atmen trägt viel zu einem problemloseren Einschlafen bei. Normalerweise atmen wir flach und gehetzt. Wer im Bett bewußt tief atmet, konzentriert sich in erster Linie auf seinen Körper und nicht so sehr auf die täglichen Sorgen. Außerdem wird der Sauerstoffaustausch beschleunigt, die Gifte verlassen unseren Organismus, der Körper entkrampft sich.

Auch das in England gebräuchliche Glas warmer Milch ist ein gutes Schlafmittel. Es enthält tatsächlich eine natürliche Substanz, die wohlig müde macht. Eine gesunde Ernährung mit viel Vitaminen tut ein übriges.

Ernährung

Eine häufige Reaktion des Organismus auf Ärger und Sorgen sind Magenleiden. Es fängt mit harmlosen Magenschmerzen an und steigert sich über Magenschleimhautentzündungen zum chronischen Magengeschwür. Hier kann man natürlich durch eine überlegte Ernährung viel verhindern. Doch auch bei anderen Beschwerden wie Migräne, Herzschmerzen und Schlafstörungen ist die Ernährung von großer Bedeutung.

Die entscheidenden Fehler, die beim Essen gemacht werden, betreffen meist nicht so sehr das Was, sondern das Wie. Die gesundheitsschädigende Weise der Nahrungsaufnahme beginnt schon am frühen Morgen. Da wird noch schnell im Stehen eine Tasse schwarzer Kaffee hinuntergeschüttet und, wenn überhaupt, im Gehen noch ein halbes Brötchen hinuntergewürgt. Im Büro gibt's wieder literweise Kaffee bis zur Mittagspause, in der in kürzester Zeit wieder große Mengen verschlungen werden. Und abends wird möglichst noch mal warm und reichlich gegessen. Wer wundert sich da, wenn er danach nicht einschlafen kann?

Grundsätzlich gilt: Wir essen zu viel, zu hastig und zu selten. Dadurch belasten wir unsere Verdauungsorgane zu stark. Wer einen Tag lang nichts ißt, weil ihm die Probleme ›auf den Mangen schlagen‹ und dann auf einmal zu viel hinunterschlingt, beschwört Beschwerden geradezu herauf.

Ein ausgewogenes Frühstück mit Vollkornbrot, Obst und Joghurt, in aller Ruhe eingenommen, gibt uns die richtige Grundlage, um den Schwierigkeiten des Alltags zu begegnen. Leichte Kost mit vielen Nährstoffen und Vitaminen über den ganzen Tag verteilt, in fünf Mahlzeiten eingenommen, hält uns körperlich fit und geistig frisch. Und so können wir auch auftauchende Probleme besser meistern.

Entspannung

Entspannung ist nach einem anstrengenden Arbeitstag genauso wichtig wie der gesunde Schlaf in der Nacht. Wir leben nicht nur, um zu arbeiten und danach ins Bett zu gehen. Doch, um unsere Freizeit zu genießen, müssen wir abschalten und uns entspannen können. Dazu dient vor allem Bewegung an der frischen Luft. Nun sollten aber gerade Menschen ab 40, die im Beruf besonders gefordert werden, mit Sport sehr vorsichtig sein. Wer sich auch nach der Arbeit noch unter Leistungsdruck setzt, sei's nun beim Joggen oder in der Langlaufloipe, erfährt oft das Gegenteil von dem gewünschten Effekt. Er entspannt sich nicht und wird gesünder, sondern trägt durch diese ungewohnte Körperbelastung zur Vergrößerung des Gesundheitsrisikos bei. Schon häufig erlitten gestreßte Manager gerade beim Freizeitsport einen Herzinfarkt.

Die Gedanken müssen bei Tätigkeiten und Bewegung in der Freizeit auf Entspannung gerichtet sein. Dazu gehört auch ein Sichöffnen für Naturerlebnisse. Wer einen Spaziergang durch den Wald macht, dabei tief durchatmet und sich am Gezwitscher der Vögel erfreut, wählt das richtige Kontrastprogramm zum täglichen Arbeitsstreß. Er öffnet seine Augen für etwas völlig anderes. Und nur in einer vom täglichen Trott unterschiedlichen Atmosphäre läßt sich entspannen. Nicht umsonst fahren wir im Urlaub weg. Außerdem ist ein Spaziergang das beste und billigste Herz-Kreislauf-Training für den Menschen. Jeden Tag mindestens eine halbe Stunde an der frischen Luft zu wandern, bewirkt mehr als jedes Medikament: Der Streß wird abgebaut; die Seele beruhigt sich, der Blutdruck normalisiert sich; Herz- und Lungenleistung werden verbessert; der Stoffwechsel wird angeregt und die Leistungsfähigkeit erhöht. Auch Schwimmen und Radfahren gehören zu den Sportarten, die den Organismus nicht überfordern und genug Muße für das Naturerlebnis lassen.

Ganz besonders muß hier auch noch das Spielen mit den Kindern erwähnt werden. Ob es Herumtollen im Garten ist oder ein ›Mensch ärgere dich nicht‹ am Winterabend im warmen Wohnzimmer, die Eltern entspannen sich dabei körperlich und geistig, und die Kinder sind glücklich ob der Zuwendung, die ja leider nicht mehr selbstverständlich ist.

Krankheiten
von Körper und Seele

Praktische Tips

Eine Krankheit kommt selten allein. Bei einer starken Erkältung quälen einen Husten, Schnupfen und Heiserkeit meist zur gleichen Zeit. Sie brauchen jetzt nicht pro Tag einen eigenen Husten-, einen eigenen Schnupfen- und einen eigenen Heiserkeits-Tee zu trinken, sondern können die angezeigten Kräuter zu gleichen Teilen mischen und sich daraus einen Tee brühen, den Sie über den Tag verteilt trinken.

Genauso verfährt man, wenn man die Heilkräuter zur Vorsorge gegen mögliche Erkrankungen einsetzt. In Grippezeiten etwa nimmt man mit dem Tee vorsorglich einige Tropfen Kleinen Schwedenbitter ein. Bei der Teemischung brauchen Sie sich keinen Einschränkungen zu unterwerfen, selbst wenn die verwendeten Kräuter die unterschiedlichsten Krankheiten bekämpfen sollen. Unsere Heilkräuter stehen nicht in Konkurrenz zueinander, können sich also in ihrer Wirkung auch nicht gegenseitig aufheben, wenn sie gleichzeitig eingenommen werden. Auch die vorgeschlagenen Teemengen sind völlig unbedenklich, wenn man weiß, daß die Niere pro Tag ca. zwei Liter Flüssigkeit benötigt. Deshalb aber jetzt Kräutertees in rauhen Mengen zu trinken, wäre das andere zu vermeidende Extrem. Heilkräuter wollen mit Maß angewendet werden. Mengenmäßig mehr Kräuter im Tee, Voll- oder Sitzbad bringen nicht mehr Heilung. Viel wichtiger ist die Änderung der gefühlsmäßigen Einstellung auf die Heilwirkung unserer Kräuter. Beschäftigen Sie sich mehr mit Ihrem Körper, horchen Sie in sich hinein, öffnen Sie sich der Heilwirkung, anstatt sich seelisch und geistig völlig von der Krankheit beherrschen zu lassen. Ihre innere, gefühlsmäßige Haltung ist genauso wichtig für den Heilerfolg wie die richtige Dosierung und Anwendung der Heilkräuter.

Die Gewichtsangaben bei den Rezepten beziehen sich stets auf getrocknete Kräuter, die Sie in Apotheken, Heilkräutergeschäften und Reformhäusern kaufen können. Wer sich die Mühe macht, frische Heilkräuter zu sammeln – deren Heilkraft die von getrockneten Kräutern übertrifft –, nimmt anstatt des als Dosierung angegebenen gehäuften Teelöffels so viel frische Kräuter wie die Finger einer Hand fassen können. Dabei spielt es keine Rolle, ob eine größere Hand ein paar Blätter mehr greift. Viel wichtiger ist ein genaues Befolgen der Zubereitungshinweise. Beim Teebrühen niemals die Kräuter aufkochen, weil dabei alle Wirkstoffe vernichtet werden.

Und im Anschluß an ein Voll- oder Sitzbad gehört das Nachschwitzen unbedingt zur Gewährleistung des angestrebten Heilerfolgs.

Abgespanntsein

Kleiner Schwedenbitter Wer sich abgespannt, erschöpft und ausgelaugt fühlt, oft eine Begleiterscheinung langer Reisen und anstrengender Konferenzen, kann mit Hilfe der Schwedenkräuter schnell neue Lebensgeister wecken. Einen Schuß Kleiner Schwedenbitter, mit etwas Wasser verdünnt, auf die Schläfen, die Stirn, über die geschlossenen Augenlider und

Kalmus

Acorus calamus

Kalmus, auch Magenwurz genannt, liebt nasse Umgebungen. Er wächst in Verlandungsgebieten und in langsam fließenden Gewässern. Die Pflanze zeichnet sich durch hohe schwertförmige Blätter und einen grün-braunen Blütenkolben aus. Bei ihr wird als Heilmittel der getrocknete Wurzelstock verwendet. Sie enthält ein aromatisch riechendes, scharf schmeckendes ätherisches Öl mit Asaron und einen Bitterstoff. Dieser wirkt vor allem anregend auf Speichel-, Magensaft- und Darmsaftdrüsen. Dadurch wird der allgemeine Stoffwechsel gefördert und außerdem wird eine beruhigende Wirkung auf das Zentralnervensystem ausgeübt. Der Saft der Pflanze wirkt außerdem bei Augenleiden, Bäder davon bei Erfrierungen und das Wurzelöl äußerlich bei Haarausfall.

Ernte: Sammelzeit für alle Teile der Pflanze ist Oktober. Vorsicht, die Wurzel wirkt in großen Mengen als Brechmittel.

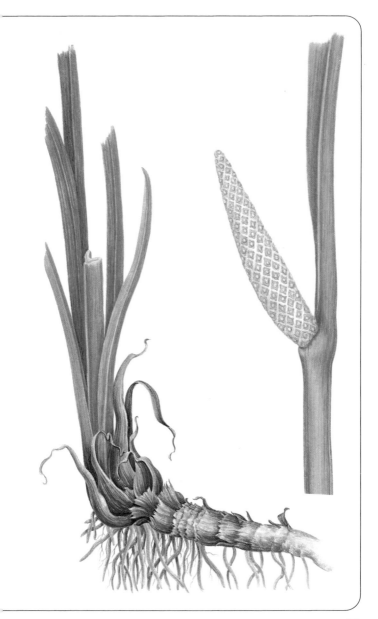

51

hinter die Ohren gestrichen, führt rasch zu einer Besserung des Allgemeinbefindens. Ein Fläschchen Kleiner Schwedenbitter sollte deshalb in Reisegepäck und Aktenkoffer nicht fehlen.

Sitzbäder Die gleiche Menge Goldrute und Melisse, Zinnkraut und Thymian gemischt, sind der ideale Badezusatz bei Abgespanntsein. Zwölf Stunden weicht man 100 g der Kräuter in einem Fünf-Liter-Eimer mit kaltem Wasser ein. Anschließend wird der Kaltansatz erwärmt und abgeseiht dem Badewasser zugegossen. Die Wanne darf dabei nur so viel Wasser fassen, daß die Nieren des Badenden bedeckt sind. Die Badedauer beträgt 20 Minuten. Anschließend nicht abtrocknen, sondern in einen Bademantel gehüllt im Bett eine Stunde nachschwitzen.

Allgemeinschwäche

Zinnkraut Einen gehäuften Teelöffel Zinnkraut pro Tasse mit heißem Wasser abbrühen, eine halbe Minute ziehen lassen und schluckweise trinken. Man sollte täglich mindestens eine Tasse Zinnkraut-Tee trinken.

Angstgefühle

Mistel Ein gehäufter Teelöffel Mistel wird zwölf Stunden in ¼ Liter Wasser eingeweicht, anschließend leicht angewärmt, abgeseiht und schluckweise bis zu drei Tassen am Tag getrunken.

Weißdorn Einen gehäuften Teelöffel Weißdorn (verwendet werden Blätter und Blüten) pro Tasse mit heißem Wasser abbrühen, eine halbe Minute ziehen lassen, abseihen und schluckweise über den Tag verteilt zwei Tassen Tee trinken.

Weißdorn-Essenz Man füllt frisch gepflückte Blüten und Beeren, von beiden die gleiche Menge, in eine Flasche und übergießt sie mit 38- bis 40%igem Kornbranntwein. Die Flasche muß mindestens zwei Wochen in der Wärme stehenbleiben. Von der so gewonnenen Essenz nimmt man täglich vier bis zehn Tropfen ein.

Appetitlosigkeit

Kalmus Ein gestrichener Teelöffel Kalmuswurzel wird zwölf Stunden in ¼ Liter Wasser eingeweicht (reicht für eine Tasse), anschließend leicht angewärmt, abgeseiht und schluckweise getrunken.

Regelmäßig eine Tasse am Tag getrunken, bringt den verlorenen Appetit zurück. Daneben nimmt man wöchentlich ein Kalmuswurzel-Vollbad.

Kalmus-Vollbad Rund 200 g Kalmuswurzel werden zwölf Stunden in fünf Liter kaltem Wasser eingeweicht. Anschließend wird der Kaltansatz erwärmt und dem Badewasser zugefügt. In der Badewanne darf nur so viel Wasser sein, daß das Herz des Badenden außerhalb des Wassers bleibt. Die Badedauer beträgt 20 Minuten. Anschließend nicht abtrocknen, sondern einen Bademantel überziehen und im Bett eine Stunde nachschwitzen.

Salbei Einen gehäuften Teelöffel Salbei pro Tasse abbrühen und eine halbe Minute ziehen lassen und so heiß wie möglich täglich zwei Tassen Tee trinken.

Thymian-Vollbad Ein Eimer (Fassungsvermögen sechs bis acht Liter) frische oder 200 g getrocknete Kräuter werden zwölf Stunden in kaltem Wasser eingelegt. Bei Kindern reicht eine je nach Konstitution kleinere Menge. Anschließend wird der Kaltansatz erwärmt und dem Badewasser zugegossen. Das Herz des Badenden muß dabei außerhalb des Wassers liegen. Die Badedauer beträgt 20 Minuten, anschließend nicht abtrocknen, sondern im Bademantel im Bett eine Stunde nachschwitzen.

Wegwarte Einen gehäuften Teelöffel Wegwarte pro Tasse mit heißem Wasser abbrühen, eine halbe Minute ziehen lassen, abseihen und schluckweise eine Tasse am Morgen trinken.

Weißdorn Einen gehäuften Teelöffel Weißdorn (verwendet werden Blätter und Blüten) pro Tasse mit heißem Wasser abbrühen, einer halbe Minute ziehen lassen, abseihen und schluckweise über den Tag verteilt zwei Tassen Tee trinken.

Weißdorn-Essenz Man füllt frisch gepflückte Blüten und Beeren, von beiden die gleiche Menge, in eine Flasche und übergießt sie mit 38- bis 40%igem Kornbranntwein. Die Flasche muß mindestens zwei Wochen in der Wärme stehenbleiben. Von der Essenz nimmt man täglich vier bis zehn Tropfen ein.

Kleiner Schwedenbitter Einen Teelöffel Kleinen Schwedenbitter auf eine halbe Tasse Kräutertee und je zur Hälfte und eine halbe Stunde vor und nach den Mahlzeiten trinken.

Arbeitsunlust

Mistel Ein gehäufter Teelöffel Mistel wird zwölf Stunden in ¼ Liter kaltem Wasser eingeweicht, leicht angewärmt, abgeseiht und schluckweise getrunken. Täglich drei Tassen Mistel-Tee normalisieren Herz und Kreislauf und erhöhen gleichzeitig den Arbeitseifer.

Ärger

Goldrute Einen gehäuften Teelöffel Goldrute pro Tasse mit heißem Wasser abbrühen, eine halbe Minute ziehen lassen, abseihen und schluckweise zwei bis drei Tassen Tee am Tag trinken.

Kamille Einen gehäuften Teelöffel Kamille auf eine Tasse mit heißem Wasser abbrühen, eine halbe Minute ziehen lassen und schluckweise trinken.
Wann immer sich Ärger anbahnt, bevor Herz und Kreislauf darauf antworten können, sollte man sich eine Tasse Kamillen-Tee brühen.

Kamillen-Vollbad Ein Kamillen-Wannenbad wirkt sehr beruhigend auf das Nervensystem. Dazu benötigt man vier Handvoll Kamillenblüten, die man mit heißem Wasser abbrüht, einige Minuten ziehen läßt und abgeseiht dem Badewasser zugießt.
Nur so viel Wasser einlassen, daß das Herz des Badenden außerhalb des Wassers bleibt. Die Badedauer beträgt 20 Minuten, danach nicht abtrocknen, sondern in einen Bademantel gehüllt eine Stunde im Bett nachschwitzen.

Beklemmungen

Bärlauch-Essenz Leider verlieren die Bärlauchblätter im getrockneten Zustand ihre Heilkraft. Um auf die Heilpflanze außerhalb der Frühjahrszeit nicht verzichten zu müssen, setzt man deshalb eine Bärlauch-Essenz an.

Kleingeschnittene Bärlauchblätter und -zwiebeln werden in eine dunkle Glasflasche gefüllt, mit 38- bis 40%igem Kornbranntwein übergossen und mindestens zwei Wochen in die Wärme gestellt. Von dieser Essenz nimmt man täglich bis zu viermal jeweils zehn bis zwölf Tropfen, mit etwas Wasser verdünnt oder dem Kräutertee beigemengt.

Benommenheit

Kleiner Schwedenbitter Ein Schuß Kleiner Schwedenbitter, mit etwas Wasser verdünnt, auf Schläfen, Stirn, über die geschlossenen Augenlider und hinter die Ohren gestrichen, führt rasch zur Belebung des Allgemeinbefindens.

Blässe

Frauenmantel Einen gehäuften Teelöffel Frauenmantel pro Tasse mit heißem Wasser abbrühen, eine halbe Minute ziehen lassen, abseihen und schluckweise zwei bis drei Tassen Tee am Tag trinken.

Spitzwegerich Der Spitz- oder Breitwegerich reinigt Blut, Lunge und Magen und empfiehlt sich für alle Menschen, die durch bläßliches Aussehen auffallen.

Einen gehäuften Teelöffel kleingeschnittener Blätter pro Tasse mit heißem Wasser abbrühen, eine halbe Minute ziehen lassen, abseihen und schluckweise ein bis zwei Tassen pro Tag trinken.

Blutdruck (hoch)

Bei einem ständigen Bluthochdruck wird das Blut zu heftig durch den Körper gepumpt. Dabei können das

Herz, die Blutadern oder die Organe geschädigt werden. Da aber der Körper die Blutdruckerhöhungen von Anfang an ausgleichen und unschädlich machen will, kommt das Krankheitsbild ›Bluthochdruck‹ erst allmählich zum Ausbruch. Ein hoher Blutdruck liegt dann vor, wenn der am Arm gemessene arterielle Blutdruck einen Wert von 160/95 mmHg übersteigt. Zu hoher Blutdruck kann lebensgefährlich sein, da er zum Beispiel Herzinfarkt oder Schlaganfall begünstigt. Bluthochdruck kann allerdings sowohl Krankheit als auch nur Symptom anderer Krankheiten sein. Bei 1/5 der Patienten wird er durch Nieren-, Stoffwechsel- oder Gefäßerkrankungen hervorgerufen. Dazu zählen Arterienverkalkung, Gicht, Diabetes, Fettsucht oder Nierenentzündung. Erst wenn mit Sicherheit kein derartiges Leiden vorliegt, und der Blutdruck immer sehr hoch ist, läßt sich von der Krankheit ›Bluthochdruck‹ sprechen.

Hierbei ist der eigentliche Grund innere Verspannung und Verkrampfung. Schuld an diesem Zustand ist meist berufliche Überbelastung, familiäre Probleme, Angst und Streß. Eine Urlaubsreise wirkt deshalb meist Wunder. Sobald der Kranke jedoch in seinen Alltag zurückgekehrt ist, ist auch der Blutdruck wieder unverändert hoch. Die einzige Möglichkeit, diese Krankheit zu heilen, kann deshalb nur eine grundlegende Veränderung der Situation in Beruf oder Familie sein. Wer die Krankheit nicht nachhaltig bekämpft, geht ein großes Risiko ein. Denn nur 1/8 der Betroffenen stirbt nicht vorzeitig an Schlaganfall oder Herzinfarkt.

Die meisten merken zu Beginn dieser Krankheit noch nichts. Allmählich klagen sie dann aber über Kopfschmerzen und Leistungsabfall. Sie haben Herzklopfen, können nicht einschlafen, und manchmal erschreckt sie Atemnot. Auch Nasenbluten oder Seh-

Mistel

Viscum album

Die Mistel ist ein Halbparasit, der im Winter leicht im kahlen Geäst der Bäume zu erkennen ist. Sie bevorzugt Obstbäume als Standort und wächst in manchen Gebieten in großem Ausmaß auf Pappeln. Die Eichenmistel ist aus medizinischer Sicht die wichtigste. Bei allzu starker Dosierung ist die Mistel allerdings giftig. Sie hat dann Sensibilitätsverlust und fortschreitende Lähmung zur Folge. Besonders die Beeren sind gefährlich, weshalb nur die grünen Teile, Blätter und Zweige, verwendet werden sollten. Bei richtiger Dosierung ist sie allerdings ein wertvolles Mittel zur Blutdruckregulierung. Darüberhinaus ist sie harntreibend und krampfstillend.

Ernte: Die belaubten Zweige der Mistel gegen Ende des Herbstes pflücken. Vorhandene Beeren sorgfältig entfernen. Das Geerntete im Schatten trocknen lassen, in kleine Stücke brechen und in undurchsichtigen Glasgefäßen aufbewahren.

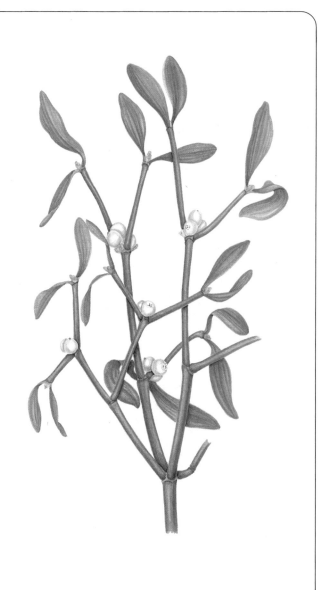

störungen können auf Bluthochdruck hindeuten, ebenso ein Angina-pectoris-Anfall.

Die Krankheit ›Bluthochdruck‹ taucht meist nach dem 40. bis 50. Lebensjahr auf und befällt Frauen häufiger als Männer. In vielen Fällen wird auch von einer Veranlagung zum Bluthochdruck gesprochen. Hoher Blutdruck wird aber nicht vererbt, sondern vielmehr die Art und Weise mit Belastungen umzugehen. Wer nicht gelernt hat, mit Problemen umzugehen und Belastungen abzubauen, schafft alle Voraussetzungen für diese Krankheit.

Bekannt ist auch, daß hoher Kochsalzverbrauch das Leiden verschlimmert. Für viele Patienten ist es aufgrund der unmerklichen Gewöhnung daran kaum als Krankheit erkennbar, so daß die Diagnose Bluthochdruck häufig erst bei Routineuntersuchungen bekannt wird.

Bluthochdruck ist ein wichtiger Risikofaktor für viele Herzerkrankungen, genauso wie Nikotin oder Übergewicht. Übergewicht ist nun aber oft wieder eine Voraussetzung für hohen Blutdruck. Mehr als 50% der an Bluthochdruck leidenden Menschen hat Übergewicht. So kann sich eine Potenzierung der Risikofaktoren ergeben, was im Herzinfarkt endet. Man sollte deshalb bei dieser Krankheit unbedingt auf Kaffee und Zigaretten verzichten, auch die körperliche Belastung muß gering gehalten werden. Bei der Ernährung sind wenig Fett und wenig Salz angeraten, wer Übergewicht hat, muß dies unbedingt durch eine Diät reduzieren. Tees aus Olivenblättern, Mistel oder Knoblauch unterstützen diese Maßnahmen. Auch nach einer Normalisierung des Blutdrucks sollte man diese Regeln einhalten.

Ein frühes Erkennen der Krankheit im Hinblick auf die Spätfolgen ist besonders wichtig. Man sollte daher den Blutdruck regelmäßig messen lassen.

Bärlapp-Kissen Zu hoher Blutdruck kann auch von einer Überfunktion der Nieren kommen. Ich selbst litt unter Bluthochdruck und verschaffte mir mit einem Bärlapp-Kissen, das ich mir auf die Nierengegend legte, Erleichterung.

Man füllt einen Kissenbezug mit 100 bis 300 g getrocknetem Bärlapp, je nach Größe der zu behandelnden Körperpartie, und liegt über Nacht auf diesem ›Heilkissen‹. Noch wirkungsvoller ist natürlich ein Kissen mit frischem Bärlapp, das man sich vorsorglich auf die Nieren legen kann, um Blutdruckveränderungen vorzubeugen.

Hirtentäschel Einen gehäuften Teelöffel Hirtentäschel auf eine Tasse mit heißem Wasser abbrühen, eine halbe Minute ziehen lassen und schluckweise täglich zwei Tassen Tee trinken. Das Hirtentäschel senkt nicht nur den hohen Blutdruck, sondern hebt auch den niedrigen.

Mistel Gleiches gilt für die Mistel, auch sie hilft bei hohem und niedrigem Blutdruck.

Ein gehäufter Teelöffel Mistel wird für zwölf Stunden in ¼ Liter Wasser eingeweicht, das entspricht einer Tasse Tee. Anschließend wird der Kaltauszug leicht angewärmt, abgeseiht und schluckweise getrunken. Im Kampf gegen den hohen Blutdruck trinkt man täglich drei Tassen Mistel-Tee.

Reisdiät Eine Diät mit Naturreis ist sehr gut geeignet den Blutdruck zu regeln. Die Verwendung von Naturreis garantiert eine umfassende Versorgung mit allen wichtigen Nährstoffen bei der Diät. Mit geschältem Reis durchgeführt, würde sie Mangelerscheinungen zur Folge haben. Naturreis enthält nämlich 9,5mal mehr Mineralbestandteile als geschälter.

Es wird bei diesem eben nicht nur die äußere Zelluloseschicht entfernt, sondern auch das für die Ernährung wertvolle Silberhäutchen und der Keimling.

Naturreis kann sowohl einen zu hohen Blutdruck senken, wie auch einen niedrigen Blutdruck heben. Schon ohne die Einnahme zusätzlicher Mittel genügt eine Diät aus Naturreis, Quark und Salaten, um den Blutdruck zu regeln.

Hausmittel

Man tränkt ein kleines, handliches Frotteetuch mit kaltem Wasser, es sollte feucht sein, aber nicht triefen, und legt es sich über Nacht auf das Herz. Darüber kommt eine Plastikfolie und ein trockenes Handtuch als Wärmeschutz.

Ein anderes probates Hausmittel ist Wasser-Treten. Man beginnt 15mal mit jedem Fuß im kalten Wasser zu treten. Mit der Zeit steigert man dies bis auf 30mal und reduziert dann langsam wieder auf 15mal. Das heißt, täglich 15mal Wasser-Treten, langsam steigern und nach einer gewissen Zeit wieder reduzieren.

Auch Tau-Treten, barfuß im taunassen Gras laufen, ist eine großartige Möglichkeit.

Blutdruck (niedrig)

Diese Krankheit ist das Gegenteil von Bluthochdruck. Man spricht von einem zu niedrigem Blutdruck bei Meßwerten unter 110/80 mmHg (Männer) bzw. 100/80 mmHg (Frauen). Im Alter liegen die Grenzen noch höher, weil der Organismus einen höheren Blutdruck braucht, um dieselben Arbeiten zu verrichten. Es lassen sich drei Formen des niedrigen Blutdrucks unterscheiden (Mischformen sind möglich):

- Abfall des Blutdrucks während der Nacht
  Der Blutdruck eines jeden Menschen sinkt in der Nacht ein wenig ab. Unter dem nächtlichen Blutdruckabfall, der sich in Benommenheit und Verwirrtheit zeigt, leiden aber vor allem ältere Menschen, da sie anfälliger für solche Störungen sind.
- permanent niedriger Blutdruck
  Permanent niedriger Blutdruck führt zu verminderter Leistungsfähigkeit, Müdigkeit, Antriebsmangel und Konzentrationsschwäche.
- Abfall des Blutdrucks im Stehen (Orthostase-Syndrom)

Beim Orthostase-Syndrom sinkt der Blutdruck nur beim plötzlichen Aufstehen. Der Puls steigt gleichzeitig, da das Herz versucht, den Niedrigdruck auszugleichen. Ursachen all dieser Formen sind Störungen in der Regulierung des Kreislaufs, die zur Mangeldurchblutung des Gehirns führen. Zu niedrige Blutzuckerwerte verstärken die Effekte. Die Leistungsfähigkeit läßt nach, Schwindelanfälle, Ohnmacht und Mattigkeit können folgen.

Sehr häufig ist der niedrige Blutdruck auch bei Kindern im Schulalter; vor allem, wenn das Kind am Morgen kein oder nur ein zu hastig verschlungenes Frühstück bekommt. Im Gegensatz zum Bluthochdruck ist niedriger Blutdruck aber relativ ungefährlich. Dennoch erhöht er beispielsweise das Risiko von Frühgeburten oder Schädigungen des Embryos. Schwangerschaftsgymnastik ist hier hilfreich. Überhaupt geht jede Behandlung dahin, den Kreislauf und den Blutdruck ›anzukurbeln‹. Medikamente gegen den Niedrigdruck sind meist wirkungslos. Natürliche Heilmittel können dagegen erfolgreich sein.

Dazu gehören Mittel und Methoden wie Atemgymnastik, Kneippgüsse, morgendliche Turnübungen, Bürstenmassagen und vor allem Kreislauftraining: vom Sport an frischer Luft bis zum Erholungsurlaub.

Übrigens: Der oft als Gift für die Gesundheit verschmähte Kaffee ist hier angebracht. Eine Tasse am Morgen kann oft Wunder wirken, wenn man sich matt fühlt.

Hirtentäschel Einen gehäuften Teelöffel Hirtentäschel auf eine Tasse mit heißem Wasser abbrühen, eine halbe Minute ziehen lassen, abseihen und schluckweise täglich zwei Tassen Tee trinken.

Mistel Ein gehäufter Teelöffel Mistel wird zwölf Stunden in ¼ Liter Wasser eingeweicht, das entspricht einer Tasse Tee. Anschließend wird der Kaltansatz leicht angewärmt, abgeseiht und schluckweise getrunken. Im Kampf gegen den niedrigen Blutdruck trinkt man täglich drei Tassen Mistel-Tee.

Reisdiät Eine Diät mit Naturreis ist sehr gut geeignet den Blutdruck zu regeln. Die Verwendung von Naturreis garantiert eine umfassende Versorgung mit allen wichtigen Nährstoffen bei der Diät. Mit geschältem Reis durchgeführt, würde sie Mangelerscheinungen zur Folge haben. Naturreis enthält nämlich 9,5mal mehr Mineralbestandteile als geschälter. Es wird bei diesem eben nicht nur die äußere Zelluloseschicht entfernt, sondern auch das für die Ernährung wertvolle Silberhäutchen und der Keimling. Naturreis kann sowohl einen zu hohen Blutdruck senken, wie auch einen niedrigen Blutdruck heben. Schon ohne die Einnahme zusätzlicher Mittel genügt eine Diät aus Naturreis, Quark und Salaten, um den Blutdruck zu regeln.

Depression

Zunehmend mehr Menschen leiden an einer Verstimmung des Gemüts. Es sind nicht mehr vorwiegend Frauen in den Wechseljahren, die über Depressionen klagen. Bei ihnen ist die Umstellung des Hormonhaushalts der Grund für die seelische Niedergeschlagenheit. Doch nun klagen auch immer mehr jüngere Frauen und Männer über Angstzustände, Stimmungstiefs und Schlafstörungen.

Depressionen sind zu einer Zivilisationskrankheit geworden, die immer mehr Opfer fordert. Schuld an dieser Krankheit sind zunehmende Hektik, Leistungsdruck und Angst vor der Zukunft, mit denen wir alle leben müssen. Und wer sich aufgrund des Mangels, den er empfindet, die Sinnfrage stellt, ist häufig der Verzweiflung ausgeliefert. Eine Besinnung auf sich selbst, Gelassenheit und realistische Erwartungen sind die besten Chancen, diese Krankheit abzuwehren. Wer aber schon darunter leidet, sollte unbedingt einen Arzt aufsuchen.

Es gibt verschiedene Erscheinungsbilder und verschiedene Ursachen. Diese können nämlich nicht nur in der Reaktion auf unsere Umwelt liegen, sondern auch in uns selbst (Hormonhaushalt, Vererbung). Um die Krankheit richtig zu behandeln, müssen die Gründe für sie klar sein.

Johanniskraut Einen gehäuften Teelöffel Johanniskraut pro Tasse mit heißem Wasser abbrühen, eine halbe Minute ziehen lassen, abseihen und schluckweise zwei bis drei Tassen pro Tag trinken.

Johanniskraut-Sitzbad Ein Eimer Johanniskraut – verwendbar sind Blätter, Blüten und Stengel – wird zwölf Stunden in kaltem Wasser eingeweicht. Dann

Johanniskraut

Hypericum perforatum

Dem Johanniskraut werden von alters her viele heilende und übersinnliche Kräfte zugesprochen. Es wird im Volksmund auch Johannisblut, Wund-, Blut- oder Konradskraut genannt. Die bis zu 90 cm hohe Staude trägt gelbe Blüten, die beim Zerdrücken einen roten Saft absondern. Man findet das Johanniskraut auf Äckern sowie an Wald- und Wiesenrändern bis zu 2200 Meter Höhe. Als Heilmittel wird das blühende Kraut verwendet, frisch oder getrocknet. Es hilft als Tee gegen nervöse Beschwerden, Hysterie und unregelmäßige Periode, als Öl wirkt es heilend bei Wunden, Schrunden, Hexenschuß und Sonnenbrand.

Ernte: Es wird in der Blütezeit, Juli bis August, eingesammelt.

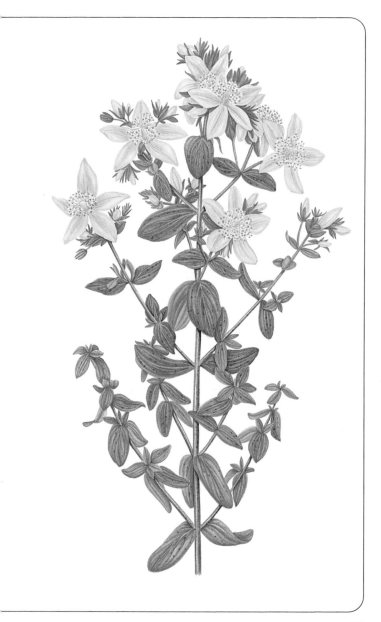

wird der Kaltansatz erhitzt und in das Badewasser gegossen. Man benötigt nur so viel Wasser, daß die Nieren bedeckt sind. Die Badedauer beträgt 20 Minuten. Danach nicht abtrocknen, sondern in einen Bademantel gehüllt im Bett eine Stunde nachschwitzen.

Es empfiehlt sich, wöchentlich ein Sitzbad zu nehmen und an jedem der dazwischenliegenden Tage ein Johanniskraut-Fußbad.

Thymian-Vollbad Ein Eimer, Fassungsvermögen sechs bis acht Liter, frische oder getrocknete Kräuter werden zwölf Stunden in kaltem Wasser eingeweicht. Danach wird der Kaltansatz erwärmt und dem Badewasser zugegossen. Das Herz des Badenden muß dabei außerhalb des Wassers sein. Die Badedauer beträgt 20 Minuten, anschließend nicht abtrocknen, sondern in einen Bademantel gehüllt im Bett eine Stunde nachschwitzen.

Wegwarte Zwölf Stunden weicht man einen gehäuften Teelöffel Wegwartewurzeln in einer Tasse mit kaltem Wasser ein. Anschließend wird der Kaltansatz erwärmt und abgeseiht. Über den Tag verteilt trinkt man zwei Tassen Tee. Praktischerweise füllt man seine Tagesration in eine angewärmte Thermoskanne.

Zinnkraut-Sitzbad 100 g getrocknetes Zinnkraut – am besten eignet sich für die äußerliche Anwendung das hohe Zinnkraut – werden zwölf Stunden in kaltem Wasser eingeweicht. Danach wird der Kaltansatz erwärmt und dem Badewasser zugegossen. Man benötigt nur so viel Badewasser, daß die Nieren bedeckt sind. Die Badedauer beträgt 20 Minuten. Nach dem Bad nicht abtrocknen, sondern in einen Bademantel gehüllt im Bett eine Stunde nachschwitzen.

Misch-Tee Ein gehäufter Teelöffel Brennessel, Schafgarbe und Zinnkraut zu gleichen Teilen gemischt, pro Tasse mit heißem Wasser abbrühen, eine halbe Minute ziehen lassen, abseihen und schluckweise morgens und abends eine Tasse trinken.

Kleiner Schwedenbitter Einen Eßlöffel Kleinen Schwedenbitter mit einer halben Tasse Kräutertee verdünnen und je eine Hälfte eine halbe Stunde vor und nach den Mahlzeiten trinken, d. h. drei Eßlöffel Kleinen Schwedenbitter pro Tag.

Durchfall

Bärlauch Neben seiner blutreinigenden Eigenschaft bewährt sich der Bärlauch vor allem zur Regulierung der Magen- und Darmtätigkeit.

Im Frühjahr sammelt man die frischen grünen Blätter des Bärlauchs, die gewaschen und kleingeschnitten verzehrt werden. Man streut Bärlauch auf alle Speisen, die üblicherweise mit Petersilie oder Schnittlauch verfeinert und dekoriert werden. Mit Bärlauchblättern kann man auch einen Salat zubereiten oder Spinat kochen.

Bärlauch-Essenz Um sich die Heilkraft des Bärlauchs das ganze Jahr über zu sichern, setzt man Bärlauch-Essenz an.

Man füllt eine Flasche bis zum Hals mit kleingeschnittenen Bärlauchblättern oder Bärlauchzwiebeln, übergießt die Kräuter mit 38- bis 40%igem Kornbranntwein und läßt die geschlossene Flasche mindestens zwei Wochen in der Wärme stehen. Von dieser Bärlauch-Essenz nimmt man täglich viermal zehn bis 15 Tropfen, mit etwas Wasser verdünnt.

Johanniskraut-Tee Einen gehäuften Teelöffel Johanniskraut pro Tasse mit heißem Wasser abbrühen, eine halbe Minute ziehen lassen, abseihen. Schluckweise pro Tag eine Tasse trinken.

Kalmus Zwölf Stunden weicht man einen gestrichenen Teelöffel Kalmuswurzel in einer Tasse kaltem Wasser ein. Anschließend wird der Kaltansatz leicht erwärmt und abgeseiht. Am Tag darf man nur eine Tasse Tee trinken. Man nimmt sie schluckweise vor und nach den drei Mahlzeiten ein. Der Tee muß vor jedem Schluck in einem heißen Wasserbad erwärmt werden.

Kamille Einen gehäuften Teelöffel Kamille pro Tasse abbrühen, eine halbe Minute ziehen lassen, abseihen und pro Tag drei Tassen Tee trinken.

Ringelblume Einen gehäuften Teelöffel Ringelblume pro Tasse abbrühen, eine halbe Minute ziehen lassen, abseihen und tagsüber schluckweise zwei Tassen Tee trinken.

Salbei Einen gehäuften Teelöffel Salbei pro Tasse mit heißem Wasser abbrühen, eine halbe Minute ziehen lassen, abseihen und schluckweise pro Tag zwei Tassen trinken.

Vogelknöterich Einen gehäuften Teelöffel Vogelknöterich pro Tasse mit heißem Wasser abbrühen, eine halbe Minute ziehen lassen, abseihen und über den Tag verteilt zwei Tassen Tee trinken.

Kleiner Schwedenbitter Je nach Schwere des Durchfalls nimmt man pro Tag drei Teelöffel oder drei Eßlöffel Kleinen Schwedenbitter, mit warmem

Wasser oder Kräutertee verdünnt, zu sich. Es empfiehlt sich die Einnahme der Schwedenbitter-Ration jeweils eine halbe Stunde vor und nach jeder Mahlzeit.

Eisenmangel

Brennessel Ein aus frischen Blättern der Brennessel gebrühter Tee erhöht den Eisengehalt im Körper.

Eine Handvoll frische Brennesselblätter pro Tasse mit heißem Wasser abbrühen, eine halbe Minute ziehen lassen, abseihen und schluckweise über den Tag verteilt zwei bis drei Tassen Tee trinken.

Erbrechen

Ringelblumen-Salbe Die vor dem Schwedenbitter-Umschlag aufzutragende Ringelblumen-Salbe stellt man folgendermaßen her:

In einer Pfanne erhitzt man 250 g reines Schweinefett und schüttet eine gehäufte Handvoll Ringelblumen (Blätter, Blüten und Stengel) in das heiße Fett. Man läßt das Ganze einmal aufschäumen, rührt kräftig um und nimmt die Pfanne vom Herd. Zugedeckt über Nacht auskühlen lassen. Am nächsten Tag wird die Pfanne noch einmal leicht erwärmt, ihr Inhalt durch ein sauberes Leinentuch passiert, die Blätter, Blüten und Stengel werden ausgepreßt und die Salbe in verschließbare Gläser abgefüllt.

Kleiner Schwedenbitter Man nimmt täglich drei Teelöffel Kleinen Schwedenbitter, mit Kräutertee oder Wasser verdünnt. Dabei kommt ein Teelöffel auf eine halbe Tasse Kräutertee, die man jeweils eine halbe Stunde vor und nach jeder Mahlzeit trinkt.

Kleiner Schwedenbitter-Umschlag Man streicht die Haut der Magengegend dick mit Ringelblumen-Salbe ein, damit der Alkohol des Kleinen Schwedenbitters ihr nicht das Fett entzieht. Ein geeignet großer Wattebausch oder ein Stück Zellstoff wird mit Kleinem Schwedenbitter beträufelt und auf die lädierte Magengegend gelegt. Diese Auflage fixiert man mit einer Binde oder einem Leinentuch und läßt den Umschlag, je nach Verträglichkeit, zwei bis vier Stunden einwirken.

Ermüdung

Brennessel-Kur Ermüdungs- und Erschöpfungszustände sind eine Folge von Eisenmangel im Körper. Hilfe verspricht die eisenhaltige, frische Brennessel. Eine vierwöchige Teekur im Frühjahr und Herbst fördert die Leistungsfähigkeit.

Eine Handvoll frische Brennesselblätter und -stengel pro Tasse mit heißem Wasser abbrühen, eine halbe Minute ziehen lassen, abseihen und schluckweise trinken.

Man trinkt morgens eine halbe Stunde vor dem Frühstück schluckweise eine Tasse Tee. Über den restlichen Tag verteilt zwei weitere Tassen Tee.

Praktischerweise füllt man die Tagesration in eine angewärmte Thermosflasche. Den Tee trinkt man ohne Zucker, doch kann man den Geschmack mit etwas Kamille oder Pfefferminze verfeinern.

Erschöpfung

Brennessel Erschöpfungszustände wie auch Ermüdungserscheinungen und Leistungsabfall sind oft das Ergebnis von Eisenmangel im Körper. Wirksame Besserung verspricht die eisenhaltige, frische Brennessel. Eine vierwöchige Teekur im Frühjahr und im Herbst belebt die Lebensgeister.

Eine Handvoll frische Brennesselblätter und -stengel pro Tasse mit heißem Wasser abbrühen, eine halbe Minute ziehen lassen, abseihen und schluckweise trinken.

Die Kur beginnt täglich mit einer Tasse Brennessel-Tee eine halbe Stunde vor dem Frühstück. Der Tee wird schluckweise getrunken. Über den restlichen Tag verteilt trinkt man zwei weitere Tassen frischen Brennessel-Tee. Praktischerweise füllt man die Tagesration in eine Thermoskanne.

Kamillen-Vollbad Für ein Bad benötigt man vier Handvoll Kamillenblüten, die man mit heißem Wasser abbrüht, ziehen läßt und abgeseiht dem Badewasser zugießt. Die Wanne darf nur so viel Wasser fassen, daß das Herz des Badenden außerhalb des Wassers bleibt. Die Badedauer beträgt 20 Minuten. Nach dem Bad nicht abtrocknen, sondern in einen Bademantel gehüllt eine Stunde im Bett nachschwitzen.

Füße (geschwollen)

Huflattich Zwei Handvoll frische Huflattichblätter mit heißem Wasser abbrühen, zwei Minuten ziehen lassen und dem Fußbad zugießen. Die Badedauer beträgt 20 Minuten.

Käsepappel Zwei Handvoll frische Käsepappelblätter werden zwölf Stunden in fünf Liter kaltem Wasser eingeweicht. Danach wird der Kaltansatz erwärmt und dem Fußbadewasser zugegossen. Die Badedauer beträgt 20 Minuten.

Brennessel

Urtica urens

Die schmerzhafte Bekanntschaft mit dieser Pflanze hat sicher schon jeder gemacht. Doch die Stoffe, die sie uns bei Berührung einspritzt – Acetylcholin und Histamin – machen aus der Brennessel gleichzeitig eine wertvolle Heilpflanze. Sie regt den Stoffwechsel des gesamten Organismus an. Doch auch bei ganz verschiedenartigen Leiden wirken ihre Eigenschaften. Die Brennessel ist vor allem harntreibend. Das sollten alle beachten, die an Rheumatismus, Gicht, Reizblase, Harnverhalten, Harnsteinen oder Prostatitis leiden. Sie bekämpft Durchfall und stillt Blutungen sowie lästige Schleimabsonderungen bei Schnupfen. Die Brennessel reinigt das Blut und ist deswegen besonders bei Frühjahrskuren sehr beliebt.

Brennesseln werden seit jeher genauso gegessen wie Spinat. Auch als Suppenbeilage werden sie verwendet, denn ihr reicher Gehalt an metallischen Stoffen (Eisen, Magnesium) kommt dem Körperhaushalt zugute. Bemerkenswert ist auch der Vitamin-C-Gehalt.

Ernte: Alle Brennesselarten kommen in der freien Natur und im Garten vor. Ganz unten anfassen oder mit Handschuhen. Ernten Sie zu jeder Jahreszeit, je nach Bedarf. Pflanzenteile in frischem Zustand verwenden! Blüte von Juni bis Oktober.
Vorsicht vor Unkrautvergiftungsmitteln!

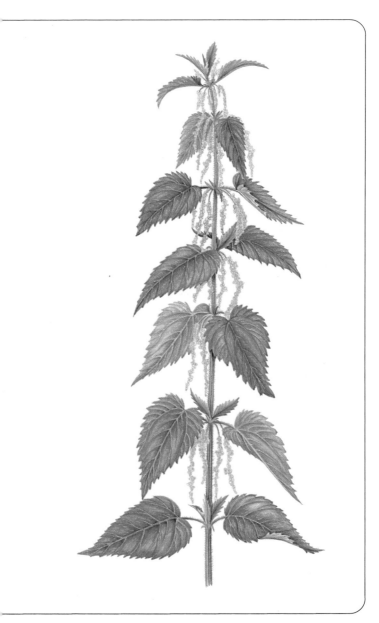

Gastritis (Magenschleimhautentzündung)

Eine akute Entzündung der Magenschleimhäute tritt nach zu üppigen Mahlzeiten mit schwerverdaulichen Speisen, dem Genuß zu vieler kalter Getränke, Mißbrauch von Alkohol, Nikotin oder Arzneimittel sowie nach dem Genuß verdorbener Speisen auf. Sie äußert sich durch Aufstoßen, Übelkeit, Appetitlosigkeit und Magenschmerzen, die auch krampfartig auftreten können.

Gelegentlich können Durchfall und leichtes Fieber dazukommen. Eine leichte Diät, die dem Magen ein paar Tage Ruhe gönnt sowie völliger Verzicht auf Alkohol und Zigaretten sind hier die besten Mittel. Unterstützend sollten Tees getrunken werden.

Aus der akuten Magenschleimhautentzündung kann leicht eine chronische werden. Die Krankheitszeichen sind in diesem Fall dieselben.

Eine chronische Magenschleimhautentzündung entsteht durch folgende Faktoren: ständig hastiges oder unregelmäßiges Essen, mangelndes Kauen desselben, andauernder Alkohol- oder Nikotinmißbrauch, Vergiftungen, chronischer Vitaminmangel, Stoffwechselkrankheiten, chronische Herzschwäche oder Störungen der Magensaftbildung.

Wer schon an einer chronischen Entzündung der Magenschleimhäute leidet, sollte auf jeden Fall langsam essen, gut kauen und am besten fünf kleinere Mahlzeiten über den Tag verteilt einnehmen. Alkohol und starker Kaffee sind verboten. Bei den Speisen muß darauf geachtet werden, daß sie den Magen nicht überlasten und ihn zu verstärkter Säureproduktion anregen. Häufig ist die sogenannte ›Rollkur‹ sehr wirkungsvoll gegen die Magenbeschwerden:

Der Kranke nimmt morgens ein Glas Wasser mit Karlsbader Salz zu sich und liegt dann jeweils fünf

Frauenmantel Einen gehäuften Teelöffel Frauenmantel pro Tasse mit heißem Wasser abbrühen, eine halbe Minute ziehen lassen, abseihen und schluckweise vier Tassen am Tag trinken.

Hirtentäschel-Essenz Man füllt eine Flasche mit frisch gepflücktem Hirtentäschel und übergießt die Kräuter mit 38- bis 40%igem Kornbranntwein. Die Flasche stellt man mindestens zwei Wochen in die Wärme. Mit der so gewonnenen Hirtentäschel-Essenz reibt man den Unterleib ein.

Wiesenbärenklau Kleingeschnittene Blätter und Sprossen des Wiesenbärenklaus füllt man in eine Flasche und übergießt die Kräuter mit 38- bis 40%igem Kornbranntwein. Die Flasche stellt man mindestens zwei Wochen in die Wärme.

Von der so gewonnenen Essenz nimmt man täglich zweimal 30 Tropfen im oben beschriebenen Frauenmantel-Tee.

Herzbeschwerden

Das Herz, der Motor unseres Körpers, ist natürlich nicht gegen Schäden gefeit.

Eine einfache Herzschwäche (Herzinsuffizienz) zeigt sich in ungenügender Pumpleistung des Herzens. Die Ursachen dafür können sein: Herzmuskelschaden, Bluthochdruck, chronische Bronchitis, Herzklappenfehler, Herzrhythmusstörungen, Allgemein- und Stoffwechselerkrankungen (Fettsucht, Magersucht, Diabetes, Kaliummangel, Alkoholismus). Wenn eine Herzschwäche besteht, obwohl keine organischen Schäden vorhanden sind, ist die Ursache meistens Streß.

Wenn das Herz überlastet ist und nicht mehr richtig mitspielt, zeigt sich dies in unterschiedlichen Symptomen. Meist beginnt es mit Atemnot bei der Arbeit. Das Herz klopft, Schwindel setzt ein und die Pulszahl erhöht sich. Das Gesicht und die Lippen werden blau, die Knöchel können anschwellen, besonders am Abend. In der Nacht verstärkt sich der Harndrang und Husten.

Wer an einer Herzschwäche leidet, sollte unbedingt auf Alkohol verzichten, Überanstrengung vermeiden und sich mit viel Obst gesund ernähren. Wenn die Herzschwäche von Streß herrührt, sollte man auf ausreichend Bewegung und Entspannung achten.

Herz-Wein In einem Topf erwärmt man einen Liter naturreinen Wein (ob man dabei roten oder weißen Wein verwendet, bleibt dem persönlichen Geschmack überlassen) mit zwei Eßlöffel feinem Weinessig und zehn frischen Petersilienstengeln mit Blättern. Man läßt das Ganze ca. zehn Minuten lang sieden, der Wein darf dabei schäumen, aber nicht sprudeln. Man seiht anschließend den Wein ab und verrührt ihn, nachdem er etwas abgekühlt ist, mit ca. 300 g echtem Bienenhonig. Den Herz-Wein füllt man in Flaschen.

Von dem so gewonnenen Herz-Wein trinkt man zwei bis vier Eßlöffel am Tag.

Schlüsselblume Die Schlüsselblume gilt als herzstärkendes Mittel.

Innerlich wird sie als Tee angewendet. Einen gehäuften Teelöffel Schlüsselblume pro Tasse mit heißem Wasser abbrühen, eine halbe Minute ziehen lassen, abseihen und schluckweise ein bis zwei Tassen Tee am Tag trinken.

Schlüsselblumen-Wein Bei Herzbeschwerden aller Art hat sich auch der Schlüsselblumen-Wein als hilfreiches Heilmittel bewährt.

Mit frisch gepflückten Schlüsselblumenblüten füllt man eine Glasflasche und übergießt sie mit herbem Weißwein. Der Wein muß dabei die Blüten bedecken. Die Flasche stellt man drei Wochen in die Sonne. Sobald Herzbeschwerden auftauchen, nimmt man einen Schluck davon.

Weißdorn Einen gehäuften Teelöffel Weißdorn (verwendet werden Blätter und Blüten) pro Tasse mit heißem Wasser abbrühen, eine halbe Minute ziehen lassen, abseihen und schluckweise über den Tag verteilt zwei Tassen Tee trinken.

Weißdorn-Essenz Man füllt frisch gepflückte Blüten und Beeren, von beiden die gleiche Menge, in eine Flasche und übergießt sie mit 38- bis 40%igem Kornbranntwein. Die Flasche muß mindestens zwei Wochen in der Wärme stehenbleiben.

Von der so gewonnenen Essenz nimmt man täglich vier bis zehn Tropfen ein.

Weißdorn-Salbe In einer Pfanne erhitzt man 250 g reines Schweinefett und schüttet 250 g Weißdornblüten und -blätter in das heiße Fett. Man läßt das Ganze noch einmal aufschäumen, rührt kräftig um und nimmt die Pfanne vom Herd. Zugedeckt über Nacht auskühlen lassen. Am nächsten Tag wird die Pfanne noch einmal leicht erwärmt, der Inhalt durch ein sauberes Leinentuch passiert, die Blüten und Blätter werden ausgepreßt und die so gewonnene Salbe in verschließbare Gläser abgefüllt. Die Salbe massiert man im Uhrzeigersinn um die Herzgegend ein.

Weißdorn

Crataegus monogyna

Der Weißdorn gehört in die Familie der Rosengewächse. Er hat viele Namen wie Mehlbaum, Müllerbrot, Christ-, Hage- oder Heckdorn. Der Strauch, den man in der Nähe von Gebüschen und in hellen Laubwäldern findet, wird manchmal bis zu fünf Meter hoch.

Der Weißdorn ist schon seit jeher als heilkräftige Pflanze anerkannt. Dabei werden in erster Linie die Blüten und Früchte verwendet, die herzwirksame Stoffe beinhalten. In der modernen Medizin wurde nachgewiesen, daß die Herzdurchblutung um 80 Prozent gesteigert wird. Weißdornpräparate haben bei Bluthochdruck, Herzmuskelschwäche und Durchblutungsstörungen des Gehirns den Vorteil, daß sie keine Nebenwirkungen haben.

Ernte: Meiden Sie Weißdornhecken, die am Straßenrand stehen. Die Rinde sollte im Frühjahr gelöst werden und ist frisch und getrocknet zu verwenden. Die kleinen roten Früchte werden im Herbst gepflückt, während die Blüten am besten noch als Knospen gesammelt werden.

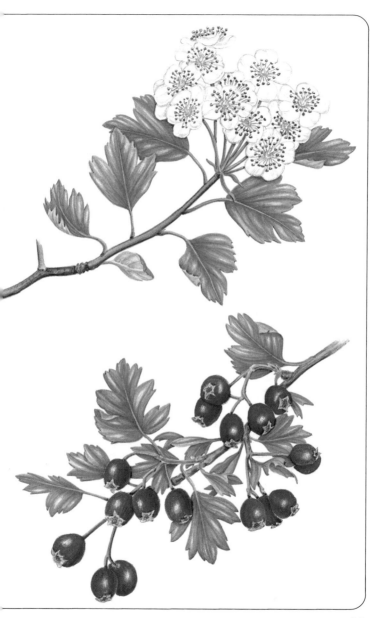

Herzinfarkt

Beim Herzinfarkt stirbt Herzmuskelgewebe durch Blutleere ab.

Die Ursache dafür ist ein Verschluß von Herzkranzgefäßen, die das Herz versorgen. Es kommt zum Infarkt, wenn das Herz viel arbeiten muß und schlecht durchblutet ist, dabei kann jeder tödlich enden. Beim völligen Verschluß eines Kranzgefäßes kommt es zum ›großen‹ Infarkt, der meist tödlich endet. Ist jedoch nur ein Gefäßast verschlossen, kann der Infarkt leichter verlaufen. Auch ein Angina-pectoris-Anfall, wenn er länger dauert, kann zum Herzinfarkt führen. Die kleinste Belastung des Herzens kann ihn auslösen:

Körperliche Anstrengung, Aufregung, Ärger, ein Schlag in die Herzgegend, Alkohol und Nikotin. Der Patient muß sofort in die Klinik eingeliefert werden. Bis zum Eintreffen des Arztes und des Krankenwagens sollten die Angehörigen den Patienten beruhigen. Aufregung macht alles nur noch schlimmer. Wenn der Patient noch schlucken kann, darf man ihm ruhig ein schmerzstillendes Mittel geben. In der Klinik wird dann eine Therapie zur Schmerzstillung, Sauerstoffzufuhr und Ruhigstellung durchgeführt. Für mindestens vier Wochen muß absolute Bettruhe eingehalten werden.

Nach Abklingen der akuten Phase sollte man die Behandlung mit natürlichen Heilmitteln fortsetzen. Es muß in der Folgezeit auf Koffein und Nikotin unbedingt verzichtet werden. Anstrengung und üppige Mahlzeiten sind zu meiden. Überforderung kann tödlich sein, da sie einen weiteren Infarkt heraufbeschwören würde.

Man sollte eine Diät wie bei jeder Herzschwäche einhalten, mit wenig Salz und nicht mehr als ½ Liter

Flüssigkeit täglich. Fastentage sind sinnvoll, ebenso der Genuß von Honig! Auch eine Therapie mit Armbädern und kalten Teilwaschungen ist angezeigt.

Misch-Tee Der Herzinfarkt ist leider schon lange nicht mehr alleine eine Krankheit, mit der nur Manager rechnen müssen. Die nachfolgende Kräutermischung hat sich als äußerst erfolgreich bei allen Herz- und Kreislaufbeschwerden erwiesen. Folgende Kräuter werden gründlich miteinander vermischt:

10 g Anserine, 10 g Arnika, 10 g Bibernellwurzel, 10 g Blasentang, 10 g Bohnenschalen, 10 g Erdrauch, 10 g Faulbaumrinde, 10 g Gartenraute, 10 g Hauhechel, 10 g Herzgespan, 10 g Hirtentäschel, 10 g Hohlzahn, 10 g Irländisches Moos, 10 g Kalmuswurzel, 10 g Klette, 10 g Löwenzahn, 20 g Mate-Tee, 10 g Melisse, 20 g Mistel, 10 g Quecke, 10 g Schafgarbe, 10 g Vogelknöterich, 30 g Weißdorn, 10 g Zinnkraut.

Zwölf Stunden weicht man einen gehäuften Teelöffel dieser Kräutermischung in einer Tasse mit kaltem Wasser ein. Anschließend wird der Kaltansatz erwärmt und abgeseiht. Pro Tag trinkt man morgens und abends eine Tasse dieses Misch-Tees, die man mit etwas Honig süßen darf. Praktischerweise füllt man seine Tagesration in eine angewärmte Thermoskanne.

Herzklopfen

Mit einem ›nervösen, klopfenden‹ Herzen quälen sich viele Menschen herum. Sie klagen über eine Menge Beschwerden und wissen sich oft nicht mehr zu helfen.

Viele dieser Beschwerden sind allerdings nicht durch ein organisches Leiden bedingt. Deswegen nehmen viele Ärzte diese Patienten nicht richtig ernst. Dabei können diese ›neurovegetativen Regulationsstörungen‹ später durchaus in ein organisches Leiden übergehen. Und dann kann es für eine heilende Behandlung zu spät sein.

Ein verständnisvoller Arzt wird sich deshalb das Leben des Patienten schildern lassen, um die Ursachen für das Leiden festzustellen. Bei vielen Menschen ergeben sich diese Schmerzen wie Herzstechen, Herzklopfen und Herzflattern aus beruflicher und familiärer Überforderung. Oft wird unter solcher Belastung aus lauter Unruhe und Nervosität auch noch das Rauchen angefangen, was dem Herzen dann zusätzliche Schwierigkeiten bereitet. Man kann dem Leiden am besten begegnen, wenn man versucht, die körperliche und seelische Belastung abzubauen. Wer Übergewicht hat, sollte dieses mit leichter, kalorienarmer, ballaststoff- und vitaminreicher Kost abbauen. Der Kreislauf muß durch Bewegung trainiert werden, denn eine bessere Durchblutung bedeutet mehr Sauerstoff für die Körperzellen und eine bessere Versorgung für das Herz.

Baldrian-Bad Zwei- bis dreimal in der Woche sollte man ein Baldrian-Bad vor dem Einschlafen nehmen. Das fertige Badeextrakt gibt es in Apotheken und Drogerien. Das Wasser sollte die Temperatur von 37 Grad C haben. Man bleibt zehn Minuten im Wasser, die Pulse bleiben außerhalb. Nach dem Bad wäscht man sich kalt ab.

Schlaf- und Beruhigungstee In Streßsituationen trinkt man zusätzlich, um einen Zustand der Ruhe zu erreichen, einen Schlaf- und Beruhigungstee.

Dazu mischt man folgende Kräuter: 20 g Engelwurz, 10 g Rosmarin, 30 g Melisse, 10 g Lavendel,

20 g Hopfen, 10 g Tausendgüldenkraut. Von dieser Mischung nimmt man ein bis zwei Teelöffel pro Tasse und überbrüht sie heiß. Man läßt das Ganze 10 bis 15 Minuten ziehen und trinkt den Tee dann langsam und möglichst warm.

Mistel Ein gehäufter Teelöffel Mistel wird zwölf Stunden in einer Tasse mit kaltem Wasser eingeweicht. Danach wird der Kaltansatz erwärmt und abgeseiht. Über den Tag verteilt trinkt man schluckweise drei Tassen Tee. Praktischerweise füllt man seine Tagesration in eine Thermoskanne.

Weißdorn Einen gehäuften Teelöffel Weißdorn (verwendet werden Blätter und Blüten) pro Tasse mit heißem Wasser abbrühen, eine halbe Minute ziehen lassen, abseihen und schluckweise über den Tag verteilt zwei Tassen Tee trinken.

Weißdorn-Essenz Man füllt frisch gepflückte Blüten und Beeren, von beiden die gleiche Menge, in eine Flasche und übergießt sie mit 38- bis 40%igem Kornbranntwein. Die Flasche muß mindestens zwei Wochen in der Wärme stehenbleiben. Von der so gewonnenen Essenz nimmt man täglich vier bis zehn Tropfen ein.

Herzschaden

Misch-Tee Folgende Kräuter werden gründlich miteinander vermischt:

10 g Anserine, 10 g Arnika, 10 g Bibernellwurzel, 10 g Blasentang, 10 g Bohnenschalen, 10 g Erdrauch, 10 g Faulbaumrinde, 10 g Gartenraute, 10 g Hauhechel, 10 g Herzgespan, 10 g Hirtentäschel, 10 g Hohlzahn, 10 g Irländisches Moos, 10 g Kalmuswur-

zel, 10 g Klette, 10 g Löwenzahn, 20 g Mate-Tee, 10 g Melisse, 20 g Mistel, 10 g Quecke, 10 g Schafgarbe, 10 g Vogelknöterich, 30 g Weißdorn, 10 g Zinnkraut.

Zwölf Stunden weicht man einen gehäuften Teelöffel dieser Kräutermischung in einer Tasse mit kaltem Wasser ein. Anschließend wird der Kaltansatz erwärmt und abgeseiht. Pro Tag trinkt man morgens und abends eine Tasse dieses Misch-Tees, die man mit etwas Honig süßen darf. Praktischerweise füllt man seine Tagesration in eine angewärmte Thermoskanne.

Herzschwäche

Hier empfehle ich dieselben Heilkräuterrezepte wie unter dem Stichwort Herzbeschwerden.

Hysterie

Johanniskraut Einen gehäuften Teelöffel Johanniskraut pro Tasse mit heißem Wasser abbrühen, eine halbe Minute ziehen lassen, abseihen und schluckweise zwei Tassen Tee am Tag trinken.

Johanniskraut-Sitzbad Ein Eimer Johanniskraut – verwendbar sind Blätter, Blüten und Stengel – wird zwölf Stunden in kaltem Wasser eingeweicht. Dann wird der Kaltansatz erhitzt und in das Badewasser gegossen. Man benötigt nur so viel Wasser, daß die Nieren bedeckt sind. Die Badedauer beträgt 20 Minuten. Danach nicht abtrocknen, sondern in einen Bademantel gehüllt im Bett eine Stunde nachschwitzen.

Es empfiehlt sich, wöchentlich ein Sitzbad zu nehmen und an jedem der dazwischenliegenden Tage ein Johanniskraut-Fußbad.

Labkraut Einen gehäuften Teelöffel Labkraut pro Tasse mit heißem Wasser abbrühen, eine halbe Minute ziehen lassen, abseihen und schluckweise zwei bis drei Tassen am Tag trinken.

Mistel Zwölf Stunden weicht man einen gehäuften Teelöffel Mistel in einer Tasse mit kaltem Wasser ein. Danach wird der Kaltansatz erwärmt und abgeseiht. Über den Tag verteilt trinkt man schluckweise drei Tassen Mistel-Tee. Praktischerweise füllt man seine Tagesration in eine angewärmte Thermoskanne.

Kopfschmerzen

Kopfschmerzen können viele Ursachen haben. Fast jeder leidet hin und wieder darunter, aber viele werden ständig von diesen Schmerzen heimgesucht.

In vielen Fällen, vor allem wenn die Betreffenden unter Streß und innerer Anspannung leiden, handelt es sich um Migräne, die chronisch sein kann. Doch auch das Wetter, schlechte Belüftung, Alkohol und Nikotin können daran schuld sein. In diesen Fällen geht der Kopfschmerz ziemlich schnell vorüber. Wenn die Schmerzen jedoch immer wieder auf der gleichen Kopfseite auftreten, sollte man unbedingt den Arzt aufsuchen. Sie können auf eine Geschwulst oder Gefäßveränderung hindeuten. Es gibt auch eine ganze Reihe von Neuralgien und Wirbelerkrankungen, die sich durch Kopfschmerzen melden, ebenso Bluthochdruck und Nierenkrankheiten. Hier kann nur der Arzt die Ursache feststellen.

Brennessel Auf ¼ Liter Wasser einen gehäuften Teelöffel Brennessel, die Kräuter brühen, eine halbe Minute ziehen lassen und schluckweise trinken.

Schlüsselblume

Primula officinalis

Die beliebte Frühlingsblume mit ihren goldgelben Blüten findet man auf allen Wiesen. Sie ist als Heilpflanze geschätzt bei Bronchitis und wirkt auch harntreibend. Dem Schlüsselblumentee wird auch eine gute Wirkung bei Migräne, Gicht und Rheuma nachgesagt. Die Waldschlüsselblume, die einen etwas höheren Wuchs und hellere Blüten besitzt, hat die gleichen Wirkungen.

Ernte: Die Wurzeln, der heilkräftigste Teil der Pflanze, werden im September geerntet. Wer Schlüsselblumenwurzeln sammeln will, braucht allerdings eine Genehmigung des zuständigen Landratsamtes.

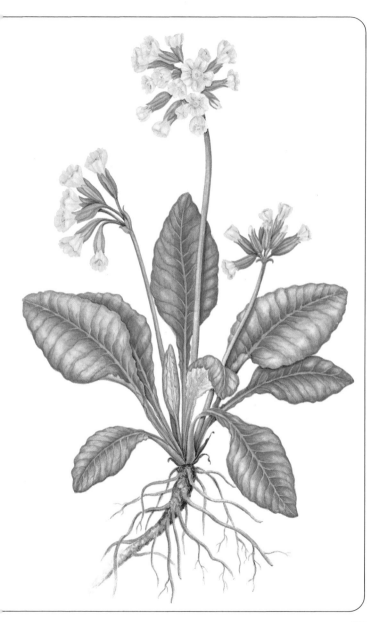

Praktischerweise füllt man die Tagesration in eine angewärmte Thermoskanne. Bis zu zwei Liter Brennessel-Tee kann man pro Tag bedenkenlos trinken.

Schafgarbe Einen gehäuften Teelöffel Schafgarbe pro Tasse mit heißem Wasser abbrühen, eine halbe Minute ziehen lassen, abseihen und schluckweise zwei Tassen am Tag trinken.

Schlüsselblume Die frischen oder getrockneten Blütendoldenspitzen (pro Tasse ein gehäufter Teelöffel) brüht man mit heißem Wasser ab und läßt sie eine halbe Minute ziehen, bis der Tee eine leicht goldgelbe Färbung zeigt. Über den Tag verteilt bis zu drei Tassen schluckweise trinken.

Weißdorn Einen gehäuften Teelöffel Weißdorn (verwendet werden Blätter und Blüten) pro Tasse mit heißem Wasser abbrühen, eine halbe Minute ziehen lassen, abseihen und schluckweise über den Tag verteilt zwei Tassen Tee trinken.

Weißdorn-Essenz Man füllt frisch gepflückte Blüten und Beeren, von beiden die gleiche Menge, in eine Flasche und übergießt sie mit 38- bis 40%igem Kornbranntwein. Die Flasche muß mindestens zwei Wochen in der Wärme stehenbleiben. Von der Essenz nimmt man täglich vier bis zehn Tropfen ein.

Kleiner Schwedenbitter Bei starken Kopfschmerzen nimmt man mit einem der Kräutertees zwei- bis dreimal pro Tag einen Eßlöffel Kleinen Schwedenbitter ein. Auf ⅛ Liter Tee kommt ein Eßlöffel Kleiner Schwedenbitter. Am wirkungsvollsten nimmt man je eine Vierteltasse dieser Mischung eine halbe Stunde vor und nach dem Essen ein.

Kleiner-Schwedenbitter-Umschlag Schläfen und Stirn mit Ringelblumen-Salbe einstreichen, damit der Alkohol der Haut nicht das Fett entzieht. Einen Wattebausch oder ein Stück Zellstoff mit Schwedenbitter beträufeln und auf die schmerzende Kopfpartie legen. Diesen Umschlag fixiert man mit einer Binde oder einem Leinentuch und läßt ihn, je nach Verträglichkeit, zwei bis vier Stunden einwirken.

Kreislaufschwäche

Eine Kreislaufschwäche äußert sich durch Schwindel und Schweißausbrüche, manchmal kann es sogar zur Ohnmacht kommen.

Der Grund ist das Absinken des Blutdruckes. Dies führt besonders in aufrechter Körperhaltung zu einer Minderdurchblutung des Gehirnes. Eine Störung des Kreislaufs muß nicht gefährlich sein. Sie kann auch schon nach Überanstrengung, Verwundungen oder seelischer Erschütterung eintreten. Hier hilft es schon, wenn man sich hin- und die Beine hochlegt. Dadurch fließt das Blut wieder besser in den Kopf.

Wenn jedoch die Anpassungsfähigkeit des Kreislaufes gestört ist, kommt es häufiger und ohne besondere Auslöser zu den oben erwähnten Beschwerden. Dies ist vor allem bei älteren Menschen mit Arteriosklerose der Fall, aber auch bei jüngeren mit chronisch labilem Kreislauf. Diesen Menschen sei eine längere Behandlung ihrer Kreislaufschwäche anempfohlen. Dazu eignen sich vor allem Waschungen, Wechselbäder, Trockenbürsten, Güsse, Wechselfußbäder und kalte Armbäder nach Kneipp. Man unterstützt diese Maßnahmen am besten durch eine salzarme Diät mit viel Gemüse und entsprechende Tees.

Misch-Tee Zur Kräftigung von Herz und Kreislauf empfehle ich folgende Teemischung:

10 g Anserine, 10 g Arnika, 10 g Bibernellwurzel, 10 g Blasentang, 10 g Bohnenschalen, 10 g Erdrauch, 10 g Faulbaumrinde, 10 g Gartenraute, 10 g Hauhechel, 10 g Herzgespan, 10 g Hirtentäschel, 10 g Hohlzahn, 10 g Irländisches Moos, 10 g Kalmuswurzel, 10 g Klette, 10 g Löwenzahn, 20 g Mate-Tee, 10 g Melisse, 20 g Mistel, 10 g Quecke, 10 g Schafgarbe, 10 g Vogelknöterich, 30 g Weißdorn, 10 g Zinnkraut.

Die angegebenen Kräutermengen müssen gut gemischt werden. Auf eine Tasse Tee kommt ein gehäufter Teelöffel Kräuter, die zwölf Stunden in kaltem Wasser eingeweicht werden. Anschließend wird der Kaltansatz erwärmt, abgeseiht, mit einem Teelöffel Honig gesüßt und schluckweise morgens und abends eine Tasse getrunken.

Warme Kognakmilch Zur Anregung des Kreislaufs eignet sich Kognakmilch. Dazu benötigt man ¼ Liter Milch, ein Viertel Zitronenschale (ungespritzt), ein Eigelb, 10 g Zucker und 3 Eßlöffel Kognak.

Man erwärmt die Milch mit der Zitronenschale und gießt sie anschließend durch ein Sieb. Dann gibt man Eigelb, Zucker und Kognak dazu und schlägt das Ganze mit einem Quirl über gelindem Feuer schaumig. Das Getränk wird heiß getrunken.

Kreislaufkollaps

Der Kreislaufkollaps ist die schwerste Form der Kreislaufschwäche, die Ohnmacht.

Dazu kann es besonders nach Operationen, starken Blutverlusten und Erkrankungen mit Fieber kommen. Auch ganz gesunde Menschen sind dagegen nicht gefeit, besonders trifft es aber Personen mit Arteriosklerose und chronisch niedrigem Blutdruck. Man muß, wenn man zu den Gefährdeten gehört, darauf achten, daß das Wetter einen großen Einfluß auf die Anfälligkeit hat. So kommt es bei Hitze oder Föhn häufiger zu einem Kreislaufkollaps.

Ein Kreislaufkollaps kündigt sich meistens mit kalten Händen und Füßen sowie Schweißausbrüchen an. Wenn man die Ohnmacht nahen fühlt, sollte man sich sofort hinlegen und die Füße hochlegen. Ist sie schon eingetreten, hüllt man die Arme und Beine des Patienten am besten in trockene, heiße Tücher.

Kreislaufstörungen

Mistel Die Mistel ist eine großartige Heilpflanze bei allen Herz- und Kreislaufbeschwerden.

Ihre universelle Heilkraft macht es möglich, daß sie sowohl hohen Blutdruck senkt, als auch niedrigen Blutdruck hebt.

Ein gehäufter Teelöffel Mistel wird zwölf Stunden in einer Tasse kaltem Wasser eingeweicht. Danach wird der Kaltansatz erwärmt, abgeseiht und schluckweise täglich drei Tassen Tee getrunken. Praktischerweise füllt man die Tagesration in eine angewärmte Thermoskanne.

Schafgarbe Einen gehäuften Teelöffel Schafgarbe pro Tasse mit heißem Wasser abbrühen, eine halbe Minute ziehen lassen, abseihen und schluckweise zwei bis drei Tassen pro Tag trinken.

Kleiner Schwedenbitter Kleiner Schwedenbitter reinigt das Blut und fördert den Kreislauf. Vorsorglich sollte man morgens und abends je einen Teelöffel Kleinen Schwedenbitter, mit Wasser oder Tee verdünnt, zu sich nehmen.

Je nach Schwere der Kreislaufstörungen kann man die Dosis dabei auf drei Teelöffel bis zu zwei bis drei Eßlöffel täglich erhöhen. Dabei kommt ein Eßlöffel auf eine halbe Tasse Kräutertee, die man zur Hälfte eine halbe Stunde vor und nach den Mahlzeiten schluckweise trinkt.

Hausmittel Man tränkt ein kleines, handliches Frotteetuch mit kaltem Wasser – es sollte feucht sein, aber nicht triefen – und legt es sich über Nacht auf das Herz. Darüber kommt eine Plastikfolie und ein trockenes Handtuch als Wärmeschutz.

Daneben empfiehlt es sich, nach jedem warmen Bad kalt zu duschen oder kalte Waschungen vorzunehmen. Das regt den Kreislauf an und steigert die Leistungsfähigkeit.

Magenbeschwerden

(siehe Gastritis)

Käsepappel Zwölf Stunden weicht man einen gehäuften Teelöffel Käsepappel in einer Tasse mit kaltem Wasser ein. Danach wird der Kaltansatz erwärmt, abgeseiht und schluckweise getrunken. Am Tag trinkt man zwei Tassen Tee. Praktischerweise füllt man seine Tagesration in eine angewärmte Thermoskanne.

Kleiner Schwedenbitter Bei Magenbeschwerden nimmt man täglich drei Teelöffel Kleinen Schwedenbitter mit etwas Wasser oder Kräutertee verdünnt.

Magengeschwür

Männer sind von Magengeschwüren viermal häufiger befallen als Frauen. Sie leiden unter den ursächlichen Faktoren für ein Magengeschwür am meisten. Dies sind nämlich: Streß (gehetzte Lebensweise, seelische Belastungen, Konflikte), Rauchen, aber auch Konstitution (Schlankwuchs), chronische Erkrankungen von Leber und Lunge, chronischer Hunger und hormonelle Einflüsse.

Das Geschwür entsteht, wenn bestimmte Schleimhautbereiche den Verdauungssäften des Magens nicht standhalten. Der Magen verdaut sich dann sozusagen selbst. Symptome sind Unbehagen, Druck- und Völlegefühl im Oberbauch, Magenschmerzen, Übelkeit, Erbrechen, Sodbrennen und Aufstoßen.

Speisen, die die Produktion von Magensäure besonders hervorrufen, wie Fleischbrühe, scharf gewürzte und fettgebackene Speisen, grobes Gemüse und tierisches Fett sowie Alkohol und Kaffee, werden von den Patienten besonders schlecht vertragen.

Wer an einem Magengeschwür leidet, muß unbedingt eine Diät einhalten, die den Magen schont und entlastet. Außerdem sollten folgende Punkte berücksichtigt werden: Speisen gut kauen; häufigere, kleine Mahlzeiten zu sich nehmen; in aller Ruhe und entspannt essen; gemäßigte Temperatur der Speisen beachten; Alkohol, Kaffee und Zigaretten vermeiden.

Menschen, die an einem Magengeschwür erkrankt sind, neigen häufig dazu, Ärger und Probleme ›hinunterzuschlucken‹. Sie gehören nicht zu denen, die ihrem Unmut in einem spontanen Zornesausbruch Luft machen, sondern leiden lieber still vor sich hin. So entsteht eine Disposition zu dieser Krankheit allein schon durch die Art, wie mit Problemen umge-

Käsepappel

Malva neglecta

Käsepappel ist der volkstümliche Name der Malve. Sie hat ihn ihrer charakteristischen Frucht wegen bekommen. Die zahlreichen Arten (von der Gartenmalve über die Königs-, Kraut-, Moschus- bis hin zur Feldmalve) sind hübsche kleine Pflanzen mit gelblichen, manchmal auch rosa oder violetten Blüten. Schon die Völker der Antike schätzten sie als Heilpflanze.

Die Käsepappel übt vor allem auf Krankheiten, die von Entzündungen begleitet werden, eine heilende Wirkung aus. Und das mehr als jede andere Pflanze. Geschwollenes Gewebe wird weich, so daß die Genesung einsetzen kann. Ob innerlich oder äußerlich angewandt, die Käsepappel beruhigt und befreit das Gewebe von Giftstoffen. Sie wird bei Rippenfellentzündung ebenso empfohlen wie bei einer Reizung des Verdauungssystems oder des Harnapparats. Die Käsepappel gilt als unfehlbares Mittel gegen Infektionskrankheiten. Außerdem ist sie ein hervorragendes Mittel zur Hautreinigung, ob bei Akne oder Altersflecken.

Ernte: Wild wächst die Käsepappel überall. Juni bis August blüht sie, das ist auch die Erntezeit. Die blaue Farbe der Blüten hält sich nur, wenn diese vor Licht geschützt werden. Die Wurzel wird im Herbst ausgegraben.

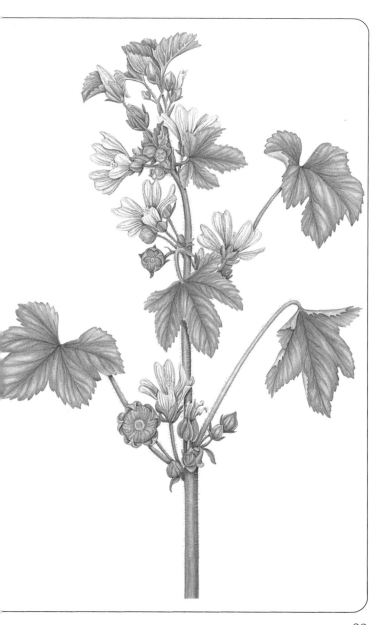

gangen wird. Deshalb sollte jeder Betroffene darüber nachdenken, ob er die Krankheit nicht auch durch eine Veränderung seiner beruflichen bzw. familiären Situation in den Griff bekommt, wenn diese seine Probleme erzeugt.

Oder er sollte sich darum bemühen, Unangenehmes nicht einfach ›in sich hineinzufressen‹, das ihm dann ›auf den Magen schlägt‹, sondern versuchen, seinen Ärger öfter abzureagieren.

Brennessel Einen gehäuften Teelöffel Brennessel pro Tasse mit heißem Wasser abbrühen, eine halbe Minute ziehen lassen, abseihen und schluckweise bis zu vier Tassen am Tag trinken.

Die Brennessel eignet sich vor allem für eine längere Kur, da der Tee problemlos über mehrere Wochen getrunken werden kann.

Käsepappel Bei Magengeschwüren empfiehlt sich eine Suppe aus Käsepappelblättern und Gerste.

Zunächst kocht man die Gerste und gibt dann, wenn sie abgekühlt ist, frisch gepflückte, gewaschene und kleingeschnittene Käsepappelblätter hinzu.

Ringelblume Einen gehäuften Teelöffel Ringelblume pro Tasse mit heißem Wasser abbrühen, eine halbe Minute ziehen lassen, abseihen und schluckweise zwei bis drei Tassen Tee am Tag trinken.

Vogelknöterich Einen gehäuften Teelöffel Vogelknöterich pro Tasse mit heißem Wasser abbrühen, eine halbe Minute ziehen lassen, abseihen und schluckweise über den Tag verteilt zwei Tassen Tee trinken.

Misch-Tee Man mischt 100 g Beinwurz, 50 g Ringelblume und 50 g Vogelknöterich.

Einen gehäuften Teelöffel dieser Kräutermischung pro Tasse mit heißem Wasser abbrühen, eine halbe Minute ziehen lassen, abseihen und schluckweise drei bis vier Tassen am Tag trinken.

Magenkrämpfe

Bärlapp-Kissen Man füllt einen Kissenbezug mit 100 bis 200 g Bärlapp und legt das Kräuterkissen auf die Krampfstelle.

Brennessel Einen gehäuften Teelöffel Brennessel pro Tasse mit heißem Wasser abbrühen, eine halbe Minute ziehen lassen, abseihen und schluckweise bis zu drei Tassen Tee am Tag trinken.

Ringelblume Einen gehäuften Teelöffel Ringelblumen pro Tasse mit heißem Wasser abbrühen, eine halbe Minute ziehen lassen, anschließend abseihen und schluckweise morgens und abends je eine Tasse Tee trinken.

Schafgarbe Einen gehäuften Teelöffel Schafgarbe pro Tasse mit heißem Wasser abbrühen, eine halbe Minute ziehen lassen, abseihen und schluckweise morgens und abends je eine Tasse trinken.

Thymian Einen gehäuften Teelöffel Thymian pro Tasse mit heißem Wasser eine halbe Minute ziehen lassen, abseihen und tagsüber schluckweise zwei Tassen trinken.

Thymian-Kissen Zur äußerlichen Anwendung eignet sich ein Kräuterkissen aus getrockneten Blüten und Stengeln des Thymians.

Man füllt einen kleineren Kissenbezug oder ein Leinentuch mit ausreichend Kräutern und legt es sich auf die Magengegend.

Zinnkraut-Umschlag Mit den Zinnkraut-Dunstumschlägen werden schmerzende Magenkrämpfe schnell gelindert.

Man füllt zwei gehäufte Handvoll Zinnkraut in ein Sieb, das über kochendes Wasser gehängt wird. Auf keinen Fall das Zinnkraut in das kochende Wasser geben! Durch den aufsteigenden Wasserdampf wird das Zinnkraut heiß. In ein Leinentuch gekippt, legt man das Zinnkraut auf die Magengegend und läßt es mehrere Stunden oder über Nacht einwirken. Der Zinnkraut-Dunstumschlag ist nur wirkungsvoll, wenn man sich warm anzieht, damit die Wärme des Umschlags nicht verlorengeht.

Kleiner Schwedenbitter Bei Auftreten von Magenkrämpfen nimmt man einen Eßlöffel Kleinen Schwedenbitter, mit etwas Wasser oder Kräutertee verdünnt. Je nach Schwere der Magenkrämpfe nimmt man bis zu drei Eßlöffel Kleinen Schwedenbitter pro Tag.

Magenleiden

Kalmus Zwölf Stunden weicht man einen gestrichenen Teelöffel Kalmuswurzeln in einer Tasse mit kaltem Wasser ein. Anschließend wird der Kaltansatz erwärmt und abgeseiht. Vor und nach jeder Mahlzeit nimmt man einen Schluck des Tees. Das macht sechs Schluck am Tag und entspricht einer Tasse Tee. Mehr darf nicht getrunken werden!

Praktischerweise füllt man den Tee in eine angewärmte Thermoskanne.

Kamille Einen gehäuften Teelöffel Kamille pro Tasse mit heißem Wasser abbrühen, eine halbe Minute ziehen lassen, abseihen und schluckweise zwei bis drei Tassen Tee am Tag trinken.

Kleiner Schwedenbitter Mit einem der oben genannten Kräutertees nimmt man täglich, je nach Schwere des Magenleidens, drei Teelöffel bis drei Eßlöffel Kleinen Schwedenbitter ein. Dabei kommt ein Löffel auf eine halbe Tasse Tee, die jeweils zur Hälfte vor und nach den Mahlzeiten getrunken wird.

Magenschwäche

Die gebräuchliche Bezeichnung ›Magenschwäche‹ charakterisiert die Neigung zu Magenschleimhautentzündungen.

Wer unter einem schwachen Magen leidet, sollte deshalb schon vorbeugend etwas tun, um akute oder chronische Entzündungen zu vermeiden.

Walnuß-Essenz Magenschwäche heilt die Nuß-Essenz. Aus den grünen Nüssen des Walnußbaums setzt man eine Nuß-Essenz an. Bis zu 25 grüne, kleingeschnittene Nüsse werden in eine Flasche gefüllt und mit 38- bis 40%igem Kornbranntwein übergossen. Man läßt die Flasche mindestens drei Wochen in der Wärme stehen. Pro Tag nimmt man, je nach Bedarf, einen Teelöffel Walnuß-Essenz.

Mattigkeit

Mistel Ein gehäufter Teelöffel Mistel wird zwölf Stunden in einer Tasse kaltem Wasser eingeweicht.

Danach wird der Kaltansatz erwärmt, abgeseiht und schluckweise täglich bis zu drei Tassen Tee getrunken.

Praktischerweise füllt man die Tagesration in eine angewärmte Thermoskanne.

Migräne

Bei Migräne handelt es sich um periodisch doppel- oder einseitig auftretende Kopfschmerzen. Ein Migräneanfall kann Minuten bis Tage dauern. Frauen leiden unter diesen Anfällen dabei wesentlich häufiger als Männer.

Diese Kopfschmerzen können unerträglich werden, der Betroffene hat nicht selten das Gefühl, als ›platze ihm der Kopf‹. Oft kommt sogar noch Übelkeit und Erbrechen dazu. Es ist auch möglich, daß nach leichten Kopfschmerzen kleine Funken im Gesichtsfeld auftauchen und der Betroffene plötzlich doppelt sieht.

Feurige Zeichen flimmern vor den Augen, und er hat das Gefühl, als drücke man ihm die Augen aus den Höhlen.

Der Kopfschmerz ist sicher das bestimmende Zeichen der Migräne, doch gesellen sich viele andere, oft unangenehmere dazu. Bei Migräne quält jeder Reiz, seien es Geräusche oder Empfindungen. Ein weiteres wesentliches Symptom der Migräne ist der Brechreiz.

Wenn die Kranken auch nur an das Essen denken, wird ihnen übel und oft müssen sie sich erbrechen. Bei rund einem Drittel aller Kranken treten Augenstörungen auf, meistens in der Anfangsphase des Anfalls. Sie dauern zehn bis 20 Minuten, seltener Stunden. Normalerweise bleibt das Bewußtsein klar erhalten, doch sind auch leichte seelische Störungen möglich. Die Konzentration läßt nach, und manche der vom Anfall Betroffenen haben sogar Schwierigkeiten, Worte zu formulieren.

Die eigentlichen Ursachen der Migräne sind nach wie vor unbekannt, doch kennt man viele Einzelursachen, die den Anfall auslösen können. Da ist übermäßige Belastung und Überforderung bei ängstlichen, korrekten oder ehrgeizigen Charakteren. Auch Erbfaktoren können eine Rolle spielen, wie auch die sogenannten Gelegenheitsursachen: Menstruation, Unfall, körperliche Anstrengungen, Alkohol, Wetter und Streß. Ebenso lösen körperliche Fehlbelastungen wie eine falsche Körperhaltung bei der Arbeit Migräne aus.

Viele der Migränekranken sollten darüber nachdenken, ob sie ihren wirklichen Lebensrhythmus gefunden haben. Sie dürfen sich nicht überfordern, sondern nach Entspannung und gutem Schlaf streben. Wer ständig Kopfschmerztabletten einnimmt, wird nur noch nervöser und gereizter. Außerdem kann dies Nierenschäden hervorrufen.

Schafgarbe Bei regelmäßigem Genuß von Schafgarben-Tee kann die Migräne völlig besiegt werden.

Einen gehäuften Teelöffel Schafgarbe pro Tasse abbrühen, eine halbe Minute ziehen lassen, abseihen und schluckweise pro Tag eine Tasse Tee sehr heiß trinken.

Schlüsselblume Schlüsselblumen-Tee verspricht rasche Linderung bei starken Migräneanfällen.

Einen gehäuften Teelöffel Schlüsselblumenblüten pro Tasse abbrühen, eine halbe Minute ziehen lassen, abseihen und schluckweise bis zu zwei Tassen sehr warm trinken.

Müdigkeit

Brennessel Einen gehäuften Teelöffel Brennessel pro Tasse abbrühen, eine halbe Minute ziehen lassen, abseihen und schluckweise bis zu vier Tassen pro Tag trinken.

Kamillenöl Kamillenöl vertreibt die Müdigkeit in den Gliedern, wenn man sich vor dem Schlafengehen leicht mit dem Öl einreibt.

Man füllt frische Kamillenblüten in eine Flasche, übergießt sie mit Öl (das Öl muß die Blüten bedekken) und stellt die Flasche drei Wochen in die Wärme.

Pfefferminze Einen gehäuften Teelöffel Pfefferminze pro Tasse mit heißem Wasser abbrühen, eine halbe Minute ziehen lassen, anschließend abseihen und schluckweise bis zu drei Tassen Tee am Tag trinken.

Nachtschweiß

Salbei Einen gehäuften Teelöffel Salbei pro Tasse abbrühen, eine halbe Minute ziehen lassen, abseihen und schluckweise pro Tag zwei Tassen Tee trinken, eine morgens auf nüchternen Magen, eine vor dem Schlafengehen.

Misch-Tee Man mischt 20 g Frauenmantel, 20 g Lavendel, 20 g Salbei und 20 g Zinnkraut. Einen gehäuften Teelöffel dieser Kräutermischung pro Tasse mit heißem Wasser abbrühen, eine halbe Minute ziehen lassen, anschließend abseihen und schluckweise trinken.

Nackenschmerzen

Beinwurz-Umschlag Warme Breiumschläge mit Beinwurzmehl schaffen bei Nackenschmerzen schnelle Erleichterung.

Ein Eßlöffel Beinwurzmehl wird mit einer Tasse heißem Wasser und einigen Tropfen Speiseöl zu einem Brei verrührt, den man auf ein Leinentuch streicht und warm auf die kranke, schmerzende Nackenpartie legt.

Nervosität

Ehrenpreis Streß in Beruf und Familie ist oft die Ursache erhöhter Nervosität. Die beruhigende Heilkraft des Ehrenpreis schafft schnell Abhilfe.

Einen gehäuften Teelöffel Ehrenpreis pro Tasse mit heißem Wasser abbrühen, eine halbe Minute ziehen lassen, abseihen und schluckweise abends vor dem Schlafengehen eine Tasse trinken.

Johanniskraut Einen gehäuften Teelöffel Johanniskraut pro Tasse mit heißem Wasser abbrühen, eine halbe Minute ziehen lassen, abseihen und schluckweise zwei bis drei Tassen Tee trinken.

Neurose

Johanniskraut-Essenz Aus den Blüten des Johanniskrauts stellt man eine Essenz her, mit der man äußerlich Einreibungen vornimmt und von der man einmal am Tag zehn bis 15 Tropfen mit etwas Wasser verdünnt einnimmt.

Man füllt eine Flasche mit frisch gepflückten Johanniskrautblüten und -knospen und übergießt sie mit 38- bis 40%igem Kornbranntwein. Die Flasche läßt man mindestens zwei Wochen in der Wärme stehen.

Rauchersucht

Das Rauchen ist Gift für das Herz. Denn das gefäßverengende Nikotin verengt auch die Herzkranzgefäße. Es kann zu starken Herzbeschwerden, der sogenannten Angina pectoris, kommen. Solche schweren Herzschmerzen hinterlassen kleine Narben im Herzmuskel. Wer bei sich wiederholenden Herzschmerzen seinen Lebensstil nicht umstellt, d. h. zuerst mal aufs Rauchen verzichtet, riskiert einen Herzinfarkt. Es kommt dabei zum Absterben eines großen Teils des Herzmuskels. Dabei hat der Patient aber noch Glück gehabt. Durch schonenden Lebensstil und lange Bettruhe kann es nämlich noch zu einer Heilung kommen, bei der allerdings immer die Narben zurückbleiben. Bei wiederholten Anfällen oder in schlimmen Fällen auch schon beim ersten kommt es dagegen zu einem Riß des Herzens, was natürlich den sofortigen Tod bedeutet.

Kalmus Wer es nicht allein mit Willenskraft schafft, mit dem Rauchen aufzuhören, sollte sich mit Hilfe der Kalmuswurzel das Rauchen abgewöhnen.

Die getrocknete, kleingeschnittene Wurzel wird langsam zerkaut, die Reste der Wurzel werden ausgespuckt. Anstatt zur Zigarette greift man zur Kalmuswurzel, deren würziger bitterer Geschmack die Entzugserscheinungen mindert und eine angesteckte Zigarette scheußlich schmecken läßt.

Apfelkur Raucher haben oft eine starke Abneigung gegen Äpfel.

Das liegt an den nikotinenthaltenden Darmschleimhäuten, die auf die Fruchtsäuren des Apfels einen Verdauungsvorgang ausüben, der als störend empfunden wird. Wenn man diese Störung überwindet und über zwei bis drei Tage eine Apfeldiät macht mit ungefähr 20 Äpfeln am Tag, kehrt sich die Abneigung um. Auf diese Weise bewirkt eine Apfelkur Widerwillen gegen das Rauchen.

Nußkämben-Tee Einen heilwirkenden Stoff für das Herz findet man in den einfachen Nußkämben. Das sind die inneren Scheidewände zwischen den Walnußkernen. Man bereitet daraus einen Tee. Dazu weicht man die Scheidewände von vier bis fünf Nüssen einen Tag lang ein. Der Tee wird am nächsten Morgen gekocht und nüchtern getrunken.

Rückenschmerzen

Johannisöl Bei Rückenschmerzen empfehle ich als Einreibmittel Johannisöl.

Frische Blüten und Knospen des Johanniskrauts füllt man in eine Flasche und übergießt sie mit Öl, bis die Blüten bedeckt sind. Für drei Wochen muß die Flasche nun in der Wärme stehen. Mit der Zeit verfärbt sich das Öl und bekommt eine rote Farbe.

Kastanien-Kissen Frische Roßkastanien werden geschält, das heißt die Schale wird entfernt, und der weiße Kern wird klein gemahlen. Mit diesem Kastaniengrieß füllt man einen Kissenbezug und legt ihn auf die schmerzende Stelle.

Schafgarbe Einen gehäuften Teelöffel Schafgarbe pro Tasse mit heißem Wasser abbrühen, eine halbe

Minute ziehen lassen, abseihen und schluckweise pro Tag drei bis vier Tassen Tee so heiß als möglich trinken.

Schlafstörungen

Bärlauch Der Bärlauch beeinflußt unser Magen- und Darmsystem positiv. Und da Schlafstörungen in manchen Fällen auf eine Magenstörung zurückzuführen sind, hilft Bärlauch auch bei Schlaflosigkeit.

Bärlauch kann nur frisch verwendet werden, da er getrocknet seine Heilkraft verliert. Im Frühjahr sammelt man frische Bärlauchblätter, die gewaschen und klein geschnitten roh gegessen werden. Man kann sie auch wie Petersilie verwenden, als Garnierung auf allen möglichen Speisen. Man kann den Bärlauch auch als Salat anmachen.

Bärlauch-Essenz Um sich die Heilkraft des Bärlauchs das ganze Jahr über zu sichern, setzt man Bärlauch-Essenz an.

Die im Frühjahr gesammelten Blätter werden klein geschnitten – im Herbst kann man auch die Zwiebeln sammeln und genauso verwenden wie die Blätter – und in eine Flasche gefüllt, die man mit 38- bis 40%igem Kornbranntwein übergießt, bis die Kräuter bedeckt sind. Die Flasche muß mindestens zwei Wochen in der Wärme stehenbleiben. Die so gewonnene Bärlauch-Essenz wird viermal täglich mit zehn bis 15 Tropfen in etwas Wasser verdünnt eingenommen.

Frauenmantel In höheren Lagen, über 1000 Meter, wächst eine Art des Frauenmantels, die im Volksmund wegen ihrer silbrig glänzenden Blattunterseite auch Silbermantel genannt wird. Aus seinen Blättern brüht man einen Tee, der bei schlechtem Schlaf rasche Hilfe verspricht.

Einen gehäuften Teelöffel Silbermantel pro Tasse mit heißem Wasser abbrühen, eine halbe Minute ziehen lassen, abseihen und schluckweise zwei bis drei Tassen pro Tag trinken.

Johanniskraut Einen gehäuften Teelöffel Johanniskraut pro Tasse mit heißem Wasser abbrühen, eine halbe Minute ziehen lassen, anschließend abseihen und schluckweise zwei bis drei Tassen Tee am Tag trinken.

Johanniskraut-Essenz Zwei gehäufte Handvoll frisch gepflückte Johanniskrautblüten und -knospen füllt man in eine Flasche, die man mit einem Liter 38- bis 40%igem Kornbranntwein übergießt, bis die Kräuter bedeckt sind. Die Flasche muß mindestens zwei Wochen in der Wärme stehen. Von der so gewonnenen Johanniskraut-Essenz nimmt man täglich zehn bis 15 Tropfen mit einem Eßlöffel warmen Wasser verdünnt ein.

Johanniskraut-Sitzbad Zwölf Stunden wird ein Eimer frisches oder 100 g getrocknetes Johanniskraut (verwendbar sind Blätter, Blüten und Stengel) in kaltem Wasser eingeweicht. Danach wird der Kaltansatz erwärmt und in das Badewasser gegossen. Man benötigt nur so viel Wasser, daß die Nieren bedeckt sind. Die Badedauer beträgt 20 Minuten. Nach dem Bad nicht abtrocknen, sondern in einen Bademantel gehüllt im Bett eine Stunde nachschwitzen.

Es empfiehlt sich, bei Schlafstörungen einmal wöchentlich ein Sitzbad mit Johanniskraut und an jedem der dazwischenliegenden Tage ein Johanniskraut-Fußbad zu nehmen.

Kamille Einen gehäuften Teelöffel Kamille pro Tasse mit heißem Wasser abbrühen, eine halbe Minute ziehen lassen, anschließend abseihen und schluckweise eine Tasse Tee vor dem Schlafengehen trinken.

Lindenblüten-Vollbad Wenn Kinder unruhig schlafen, hilft ein Lindenblüten-Bad sehr schnell.

Man füllt einen Fünf-Liter-Eimer halb voll mit frisch gepflückten Lindenblüten und weicht sie zwölf Stunden in kaltem Wasser ein. Anschließend wird der Kaltansatz erwärmt und abgeseiht und dem Badewasser zugegossen. Das Herz des Badenden muß dabei außerhalb des Wassers sein. Die Badedauer beträgt 20 Minuten. Anschließend nicht abtrocknen, sondern in einen Bademantel gehüllt im Bett eine Stunde nachschwitzen.

Ringelblumen-Salbe Die vor dem Schwedenbitter-Umschlag aufzutragende Ringelblumen-Salbe stellt man folgendermaßen her:

In einer Pfanne erhitzt man 250 g reines Schweinefett und schüttet zwei gehäufte Handvoll Ringelblumen (Blätter, Blüten und Stengel) in das heiße Fett. Man läßt das Ganze noch einmal aufschäumen, rührt kräftig um und nimmt die Pfanne vom Herd. Zugedeckt über Nacht auskühlen lassen. Am nächsten Tag wird die Pfanne noch einmal leicht erwärmt, der Inhalt wird durch ein sauberes Leinentuch passiert, die Blätter, Blüten und Stengel werden ausgepreßt und die so gewonnene Salbe in verschließbare Gefäße abgefüllt.

Taubnessel Nervlich bedingte Schlaflosigkeit beheben täglich zwei Tassen Tee, gebrüht aus der weißen oder gelben Taubnessel.

Einen gehäuften Teelöffel Taubnessel pro Tasse mit heißem Wasser abbrühen, eine halbe Minute ziehen lassen, abseihen und schluckweise trinken.

Weißdorn Einen gehäuften Teelöffel Weißdorn (verwendet werden Blätter und Blüten) pro Tasse mit heißem Wasser abbrühen, eine halbe Minute ziehen lassen, abseihen und schluckweise über den Tag verteilt zwei Tassen Tee trinken.

Weißdorn-Essenz Man füllt frisch gepflückte Blätter und Beeren, von beidem die gleiche Menge, in eine Flasche und übergießt sie mit 38- bis 40%igem Kornbranntwein. Die Flasche muß mindestens zwei Wochen in der Wärme stehenbleiben. Von der so gewonnenen Essenz nimmt man täglich vier bis zehn Tropfen ein.

Wiesengeißbart Einen gehäuften Teelöffel kleingeschnittene Wiesengeißbartblüten pro Tasse mit heißem Wasser abbrühen, eine halbe Minute ziehen lassen, abseihen und schluckweise zwei bis drei Tassen am Tag trinken.

Misch-Tee Man mischt 5 g Baldrianwurzeln, 15 g Fruchtzapfen vom Hopfen, 10 g Johanniskraut, 25 g Lavendelblüten, 50 g Schlüsselblumen und brüht sich daraus einen Tee, der sehr warm schluckweise vor dem Schlafengehen getrunken wird.

Einen gehäuften Teelöffel dieser Mischung pro Tasse mit heißem Wasser abbrühen, eine halbe Minute ziehen lassen und abseihen. Empfindliche Gaumen können den Tee mit etwas Honig süßen.

Kleiner Schwedenbitter Mit einem der obengenannten Tees nimmt man vor dem Schlafengehen einen Teelöffel Kleinen Schwedenbitter ein. Ist die Schlaflosigkeit nervlich bedingt, legt man sich vor dem Schlafengehen ein mit einigen Tropfen verdünntem Kleinem Schwedenbitter befeuchtetes Tuch auf das Herz. Vor dem Auflegen sollte man die Haut allerdings mit Ringelblumen-Salbe einstreichen, damit der Alkohol der Auflage der Haut nicht das Fett entzieht.

Hausmittel

Man tränkt ein kleines, handliches Frotteetuch mit kaltem Wasser, windet es aus und legt es sich über Nacht auf das Herz. Darüber kommt eine Plastikfolie und ein trockenes Handtuch als Wärmeschutz. Ein weiteres Hausmittel besagt, man soll die Arme bis zu den Schultern in eiskaltes Wasser lassen, bis man von 20 bis 30 gezählt hat. Anschließend nicht abtrocknen, sondern mit den nassen Armen in den Schlafanzug schlüpfen.

Schock

Seelischer Ärger, Streß, Kummer und Leid ziehen stets als erstes die Nieren in Mitleidenschaft. Nicht umsonst spricht man davon, daß einem ein bestimmtes Ereignis ›an die Nieren geht‹. Bei allen diesen Schockzuständen hilft die Goldrute dank ihrer Heilwirkung auf die Nieren.

Einen gehäuften Teelöffel Goldrute pro Tasse mit heißem Wasser abbrühen, eine halbe Minute ziehen lassen, abseihen und schluckweise zwei bis drei Tassen pro Tag trinken.

Schwermut

Misch-Tee Ehrenpreis, mit der gleichen Menge Selleriewurzeln gemischt, behebt als Tee depressive Stimmungen und Schwermut.

Einen gehäuften Teelöffel pro Tasse mit heißem Wasser abbrühen, eine halbe Minute ziehen lassen, abseihen und schluckweise abends eine Tasse vor dem Schlafengehen trinken.

Schwindelgefühl

Beim Schwindel handelt es sich nicht um eine Krankheit, sondern um ein Symptom für eine Störung im Körper.

Der Betroffene glaubt, daß der Boden unter seinen Füßen schwankt oder sich die Welt um ihn dreht. Bei schwereren Fällen kommen Übelkeit, Flimmern vor den Augen, Schweißausbrüche oder sogar Ohnmachtsanfälle vor. Schwindelanfälle können von wenigen Sekunden bis zu Tagen dauern. Sie können sich spontan in einem Anfall oder auch langsam steigernd einstellen.

Es gibt harmlose Ursachen wie zu schnelles Aufstehen bei niedrigem Blutdruck oder Überanstrengung; doch können sich auch gefährliche Krankheiten ankündigen, die nur ein Arzt feststellen kann. Dazu gehören Erkrankungen des Innenohrs, der Augenmuskeln oder auch des Gehirns durch Tumore. Durchblutungsstörungen des Gehirns, beispielsweise bei Migräne oder in höherem Alter bei Arteriosklerose, können ebenfalls Schwindel verursachen. Harmlos und eigentlich kein Krankheitszeichen sind die Schwindelgefühle bei der Reise- oder der Höhenkrankheit.

Wer an zu niedrigem Blutdruck leidet, sollte sich beim Aufstehen immer Zeit lassen: Mancher Schwindel wird dadurch vermieden. Die Tasse Kaffee oder Tee mag da Wunder wirken. Auch die Migräne verliert dadurch ihre Schrecken. Am preiswertesten ist immer noch eine kalte Dusche. Wer einen Schwindel schnell bekämpfen will, sollte sich hinlegen und die Beine hochlegen. Wer es gelernt hat, behilft sich mit autogenem Training.

Bei hohem Blutdruck mit Schwindel sollte man dagegen den Arzt befragen, desgleichen wenn man ein Nachlassen des Hörvermögens feststellt oder gar an einer Ohrenentzündung leidet.

Bärlauch Schwindelgefühl oder Druck im Kopfbereich ist oft auf zu hohen Blutdruck oder Arterienverkalkung zurückzuführen. Dagegen ist der Bärlauch ein wirksames Heilmittel.

Im Frühjahr sammelt man die frischen Bärlauchblätter, die gewaschen und kleingeschnitten roh verzehrt werden. Man streut Bärlauch auf alle Speisen, die üblicherweise mit Petersilie oder Schnittlauch dekoriert werden. Mit Bärlauchblättern kann man auch einen Salat zubereiten oder Spinat kochen.

Bärlauch-Essenz Um sich die Heilkraft des Bärlauchs das ganze Jahr über zu sichern – getrocknet verlieren die Blätter ihre Heilkraft –, setzt man Bärlauch-Essenz an.

Man füllt eine Flasche mit kleingeschnittenen Bärlauchblättern oder Bärlauchzwiebeln, übergießt die Kräuter mit 38- bis 40%igem Kornbranntwein und läßt die Flasche mindestens zwei Wochen in der Wärme stehen. Von dieser Bärlauch-Essenz nimmt man täglich viermal zehn bis 15 Tropfen, mit etwas Wasser verdünnt.

Ehrenpreis Einen gehäuften Teelöffel Ehrenpreis pro Tasse mit heißem Wasser abbrühen, eine halbe Minute ziehen lassen, abseihen und schluckweise eine Tasse Tee vor dem Schlafengehen trinken.

Mistel Ein gehäufter Teelöffel Mistel wird zwölf Stunden in einer Tasse kaltem Wasser eingeweicht. Danach wird der Kaltansatz erwärmt, abgeseiht und schluckweise täglich drei Tassen Tee getrunken. Praktischerweise füllt man die Tagesration in eine angewärmte Thermoskanne.

Schafgarbe Einen gehäuften Teelöffel Schafgarbe pro Tasse mit heißem Wasser abbrühen, eine halbe Minute ziehen lassen, abseihen und so heiß als möglich ein bis zwei Tassen pro Tag trinken.

Weißdorn Einen gehäuften Teelöffel Weißdorn (verwendet werden Blätter und Blüten) pro Tasse mit heißem Wasser abbrühen, eine halbe Minute ziehen lassen, abseihen und schluckweise über den Tag verteilt zwei Tassen Tee trinken.

Weißdorn-Essenz Man füllt frisch gepflückte Blüten und Beeren, von beiden die gleiche Menge, in eine Flasche und übergießt sie mit 38- bis 40%igem Kornbranntwein. Die Flasche muß mindestens zwei Wochen in der Wärme stehenbleiben. Von der so gewonnenen Essenz nimmt man täglich vier bis zehn Tropfen ein.

Kleiner Schwedenbitter Bei Schwindelgefühl hilft der Kleine Schwedenbitter, innerlich und äußerlich angewendet.
Man nimmt pro Tag drei Teelöffel Kleinen Schwedenbitter mit etwas Wasser oder Tee verdünnt.

Äußerlich angewendet, kann es schon genügen, öfter an der geöffneten Flasche zu riechen. Man kann den Schwedenbitter auch auf einen Teelöffel gießen und die Tropfen langsam durch die Nase hochziehen. Man befeuchtet ein Tuch mit Schwedenbitter, der mit etwas Wasser verdünnt ist, und legt es sich auf die Stirn. Ebenfalls hilfreich ist es, mit dem feuchten Tuch den Kopfwirbel zu befeuchten.

Hausmittel

Man tränkt ein kleines, handliches Frotteetuch mit kaltem Wasser – es sollte feucht sein, aber nicht triefen – und legt es sich über Nacht auf das Herz. Darüber kommt eine Plastikfolie und ein trockenes Handtuch als Wärmeschutz.

Sehschwäche

Arnika-Essenz Zur Stärkung der Sehkraft streicht man täglich mehrmals Augenlider und Augenwinkel mit Arnika-Essenz ein.

Die Blütenblätter der Arnika werden aus den grünen Hüllenkelchen herausgedreht und in eine Flasche gefüllt. Ist diese bis zu zwei Drittel angefüllt, gießt man 38- bis 40%igen Kornbranntwein darüber und läßt die Flasche mindestens zwei Wochen in der Wärme stehen. Einen Teil der fertigen Essenz seiht man ab, den anderen Teil läßt man weiter auf den Blütenblättern stehen. Nach der ersten Abfüllung in kleinere Flaschen kann man die große Flasche noch einmal mit Alkohol füllen.

Beim Einstreichen der Augenlider muß man darauf achten, daß die Arnika-Essenz nicht zu dick aufgetragen wird und dabei kein Tropfen auf die Pupille gerät.

Ringelblume Einen gehäuften Teelöffel Ringelblume pro Tasse mit heißem Wasser abbrühen, eine halbe Minute ziehen lassen, abseihen und in ein Augenglas füllen, das in jeder Apotheke erhältlich ist. Mit dem Ringelblumen-Absud das Auge spülen.

Schöllkraut Ein frisches Schöllkrautblatt wird gewaschen und sein Stengel zwischen Daumen und Zeigefinger zerrieben. Die so gewonnene Feuchtigkeit reibt man mit dem Finger über das geschlossene Augenlid zu den Augenwinkeln. Der dickflüssige Saft aus den Blütenstengeln darf für die Behandlung des Auges nicht verwendet werden. Empfehlenswert ist bei Sehschwäche auch, frische, gewaschene Schöllkrautblätter über Nacht auf die geschlossenen Augen zu legen und mit einem Tuch abzubinden.

Kleiner Schwedenbitter Zur Stärkung der Sehkraft legt man sich täglich eine Stunde lang ein in verdünntem Kleinen Schwedenbitter eingeweichtes Tuch als Umschlag auf die geschlossenen Augen.
Parallel dazu streicht man sich morgens und abends die Augenlider mit Kleinem Schwedenbitter ein. Dabei streicht man mit den Fingern von der Nasenwurzel zu den Augenwinkeln.

Sodbrennen

Ringelblume Einen gehäuften Teelöffel Ringelblume pro Tasse mit heißem Wasser abbrühen, eine halbe Minute ziehen lassen, abseihen und schluckweise am Tag zwei bis drei Tassen Tee trinken.

Sauerklee Einen Eßlöffel frische Sauerkleeblätter mit ½ Liter heißem Wasser abbrühen, eine halbe Minute ziehen lassen, auskühlen lassen und zwei Tassen Tee am Tag trinken.

Schafgarbe Einen gehäuften Teelöffel Schafgarbe pro Tasse mit heißem Wasser abbrühen, kurz ziehen lassen, abseihen und schluckweise zwei bis drei Tassen pro Tag trinken.

Überanstrengung

Beinwurz Bei körperlicher Überanstrengung legt man auf die überbeanspruchten Glieder einen warmen Brei aus Beinwurzmehl.

Ein Eßlöffel Beinwurzmehl wird in einer Tasse heißem Wasser mit einigen Tropfen Speiseöl zu einem Brei verrührt, den man, auf ein Leinentuch gestrichen, warm auf die betroffene Stelle legt und mit einem zweiten Tuch warm abbindet.

Ehrenpreis Bei geistiger Überanstrengung, die oft zu großer Nervosität führt, hilft Ehrenpreis-Tee.

Einen gehäuften Teelöffel Ehrenpreis pro Tasse mit heißem Wasser abbrühen, eine halbe Minute ziehen lassen, abseihen und schluckweise eine Tasse abends vor dem Schlafengehen trinken.

Johanniskraut Bei körperlicher Überanstrengung trinkt man täglich zwei bis drei Tassen Johanniskraut-Tee.

Einen gehäuften Teelöffel Johanniskraut pro Tasse mit heißem Wasser abbrühen, eine halbe Minute ziehen lassen, anschließend abseihen und schluckweise trinken.

Überreizung

Thymian-Vollbad Nervöse, überreizte Menschen sollten regelmäßig ein- bis zweimal pro Woche ein Thymian-Vollbad nehmen.

Ein Eimer (Fassungsvermögen sechs bis acht Liter) frische oder 200 g getrocknete Kräuter werden zwölf Stunden in kaltem Wasser eingeweicht. Danach wird der Kaltansatz erwärmt und dem Badewasser zugegossen. Das Herz des Badenden muß dabei außerhalb des Wassers sein. Die Badedauer beträgt 20 Minuten, anschließend nicht abtrocknen, sondern in einen Bademantel gehüllt im Bett eine Stunde nachschwitzen.

Unruhe

Schafgarbe Die beruhigende Wirkung der Schafgarbe beseitigt quälende innere Unruhe.

Pro Tag sollte man zwei bis drei Tassen Schafgarben-Tee schluckweise trinken. Dabei kommt ein gehäufter Teelöffel Schafgarbe auf eine Tasse, mit heißem Wasser abbrühen, eine halbe Minute ziehen lassen und abseihen.

Schafgarben-Sitzbad Sitzbäder mit Schafgarbe, neben dem Tee genommen, beschleunigen die Beruhigung.

Zwölf Stunden weicht man 100 g Schafgarbe (verwendet wird das ganze Kraut) in kaltem Wasser ein. Anschließend wird der Kaltansatz erwärmt und dem Badewasser zugegossen. Beim Baden müssen die Nieren des Badenden bedeckt sein. Die Badedauer beträgt 20 Minuten. Danach nicht abtrocknen, sondern in einen Bademantel gehüllt im Bett eine Stunde nachschwitzen.

Wahnvorstellungen

Brennessel Einen gehäuften Teelöffel Brennessel pro Tasse mit heißem Wasser abbrühen, eine halbe Minute ziehen lassen, abseihen und schluckweise am Tag bis zu vier Tassen trinken.

Schafgarbe Einen gehäuften Teelöffel Schafgarbe pro Tasse mit heißem Wasser abbrühen, eine halbe Minute ziehen lassen, abseihen und schluckweise am Tag zwei bis drei Tassen Tee trinken.

Zinnkraut Einen gehäuften Teelöffel Zinnkraut pro Tasse mit heißem Wasser abbrühen, eine halbe Minute ziehen lassen, abseihen und morgens und abends eine Tasse Tee trinken.

Zinnkraut-Sitzbad Parallel zu den obengenannten Tees sollte man zwei- bis dreimal pro Woche ein Zinnkraut-Sitzbad nehmen.

Zwölf Stunden weicht man 100 g Zinnkraut in einem Fünf-Liter-Eimer mit kaltem Wasser ein. Danach wird der Kaltansatz erwärmt, abgeseiht und dem Badewasser zugegossen. Die Nieren des Badenden müssen dabei bedeckt sein. Die Badedauer beträgt 20 Minuten. Anschließend nicht abtrocknen, sondern in einen Bademantel gehüllt im Bett eine Stunde nachschwitzen.

Zittern der Glieder

Misch-Tee Man mischt jeweils 20 g Eschenblätter, Johanniskrautblüten, Schafgarbe, Salbei und Zinnkraut. Ein gehäufter Teelöffel dieser Kräutermischung kommt auf eine Tasse, mit heißem Wasser abbrühen, eine halbe Minute ziehen lassen, abseihen und schluckweise drei Tassen am Tag trinken.

Kräuter-Essenz Man füllt in ein geeignet großes Glasgefäß 50 g Johanniskraut, 20 g Knabenkraut, 20 g Schlüsselblumen und 10 g Wacholderbeeren. Die Kräuter übergießt man mit 38- bis 40%igem Kornbranntwein, bis sie vom Alkohol bedeckt sind. Die Flasche läßt man mindestens zwei Wochen in der Wärme stehen. Von der Essenz nimmt man mit dem oben beschriebenen Kräutertee stündlich zehn bis 15 Tropfen ein.

Sitzbäder Pro Woche nimmt man drei Sitzbäder, setzt 14 Tage aus und nimmt erneut drei Sitzbäder. Pro Woche sollte nur eine Kräutersorte verwendet werden. Geeignet sind Fichtenspitzen, Johanniskraut und Schafgarbe. Nach Möglichkeit sollte man frische Kräuter verwenden, deren Heilkraft die von getrockneten übersteigt.

Pro Bad weicht man zwölf Stunden lang 100 g getrocknete Kräuter in einem Fünf-Liter-Eimer mit kaltem Wasser ein (bei frischen Kräutern benötigt man einen halben Eimer). Anschließend wird der Kaltansatz erwärmt, abgeseiht und dem Badewasser zugegossen. Die Nieren des Badenden müssen dabei bedeckt sein. Die Badedauer beträgt 20 Minuten. Anschließend nicht abtrocknen, sondern in einen Bademantel gehüllt im Bett eine Stunde nachschwitzen.

Register

125

Gesund leben mit
Maria Treben

Krankheiten vorbeugen · erkennen · heilen

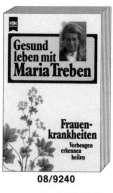

08/9240

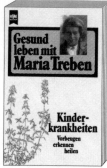

08/9241

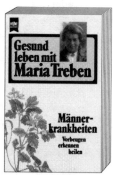

08/9242

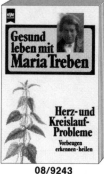

08/9243

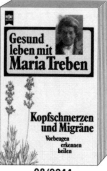

08/9244

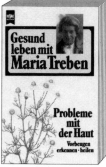

08/9245

Wilhelm Heyne Verlag München